남性의 정석

남性의 정석

초판 1쇄 발행 2020년 3월 30일

지은이   박성훈
펴낸이   이기봉
편집   좋은땅 편집팀
펴낸곳   도서출판 좋은땅
주소   서울 마포구 성지길 25 보광빌딩 2층
전화   02)374-8616~7
팩스   02)374-8614
이메일   gworldbook@naver.com
홈페이지 www.g-world.co.kr

ISBN   979-11-6536-248-5 (03510)

이 도서의 국립중앙도서관 출판예정도서목록(CIP)은 서지정보유통지원시스템 홈페이지(http://seoji.nl.go.kr)와 국가자료공동목록시스템
(http://www.nl.go.kr/kolisnet)에서 이용하실 수 있습니다. (CIP제어번호 : CIP2020011583)

남性의 정석

비뇨기과 전문의 박성훈

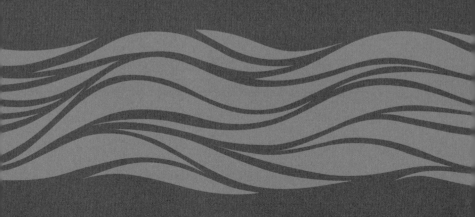

좋은땅

한국어 개정판 서문

    초판인 『발기부전 완치하기』를 출간하고 지난 7년간 제게 많은 일들이 있었습니다. 비뇨기 임플란트학에 전념하기 위해 시작한 세움비뇨기과는 현재 미국을 제외하고 전 세계에서 매년 팽창형 음경 임플란트 수술을 가장 많이 시행하며 다양한 국가의 해외 의사들이 팽창형 임플란트 수술을 배우기 위해 찾는 곳 중의 하나로 자리 잡았고, 2016년에는 이 책의 원저자인 Dr. Steven Karl Wilson 박사로부터 팽창형 임플란트 수술 결과의 우수성 및 연구 성과를 인정받아 Center of Excellence for Penile Implants로 지정받았습니다. 또한 매년 꾸준한 해외 학회 초청과 수술 시연 초청을 통해 한국의 팽창형 임플란트 수술 술기의 우수성을 널리 알리고 있습니다. 한국은 이 글을 쓰는 2020년 현재 팽창형 임플란트에 있어서는 연간 수술 건수가 세계에서 두 번째로 많은 나라이며, 예전처럼 남들에게 배우기만 하는 수동적인 나라가 아니라 다른 국가들에게 수술을 가르쳐 주는 주도적인 곳으로 변모하고 있습니다. 이는 모두 삶의 질을 개선하고자 하는 우리나라 남성들과 비뇨기과 의사들의 관심이 만들어 낸 결과라고 생각합니다.

    의사로서의 제 삶에도 큰 변화가 있었습니다. 매년 세계적인 학회나 연구회에 초청받아 강연이나 수술 시연을 하게 되었고, 지난 7년간 아시아에서 팽창형 임플란트에 대한 가장 많은 학술 발표를 하였으며, 다양한 국가의 의사들이 수술 참관을 위해 찾아오게 되었습니다. 이제 팽창형 임플란트 관련 학회에서 한국은 더 이상 주변이 아니라 중심의 한 축으로 자리 잡고 있습니다.

하지만 더 큰 변화는 의사라는 직업에 대한 제 인식이 바뀌었다는 것입니다. 발기부전의 치료로 온전한 남성성의 회복을 통해 환자분들의 삶이 변화하는 것을 목도할 수 있었습니다. 그 경험들은 단순한 관찰에서 끝나지 않았습니다. 환자분들의 행복으로 저 역시 행복해지는 것을 경험할 수 있었습니다. 이를 통해 의사라는 직업이 동시대를 사는 사람들에게 어떻게 도움이 될 수 있는가에 대한 해답의 실마리를 찾을 수 있었습니다.

금번 개정판에서는 기존 초판에 제 진료 경험을 더해 좀 더 독자분들께 도움이 되는 내용을 올리려고 노력했습니다. 질환의 치료는 내 병이 무엇인가에 대해 아는 것이 시작입니다. 여전히 부족하고 아쉬운 부분들이 많지만 부디 이 책이 많은 분들에게 도움이 되기를 바라며 서문을 마칩니다.

목차

Part II

발기부전의 원인과 진단

Part I

발기부전에 대한 이해

제1장

발기부전이란?

┌─ 환자 사례 ─

김의현(가명) 남, 28세

저는 태어나서 한번도 제대로 발기가 된 느낌이 없었습니다. 새벽에 자다가 일어나면 살짝 발기가 되어 있긴 한데 강직도가 있었던 적은 없었던 것 같습니다. 고등학교에 다닐 때까지는 '그냥 괜찮아지겠지.' 하면서 지냈는데 대학에 들어가서부터 문제가 시작되었습니다. 여자친구와 사이가 깊어져서 관계를 시도하면 삽입 가능한 강직도가 나온 적이 없었습니다. 인근 비뇨기과에서 진료를 받고 약도 먹어 보았지만 별반 호전이 없었습니다. 그래서 고민하다가 23살 때 서울의 큰 대학병원에서 혈액 검사부터 도플러 검사까지 모든 검사를 받았는데, 담당 비뇨기과 교수님은 제가 정상이며 발기부전이 아니라고 하셨습니다. 그 후로는 그냥 포기하고 지내다가 선생님 강의를 유튜브로 보고 찾아왔습니다. 전 어떤 검사를 해야 하고 어떤 치료가 가능한가요?

발기부전 진료가 환자와 의사에게 까다로운 이유

발기부전 진료를 받으러 병원을 다녔던 환자들의 이야기를 들어 보면, 발기가 안 되어서 병원에 갔는데 검사 후 문제가 없다고 들었거나 담당의가 뭐 하러 수술까지 받느냐고 하며 집으로 돌려보낸 경우를 종종 듣게 됩니다. 위의 사례처럼 젊은 20대 환자에서 특히나 이런 경험을 자주 듣습니다. 발기부전을 진료하는 의사들 역시 환자들이 까다롭다고 말하는 것을 종종 보게 됩니다. 왜 이런 일이 생기는 걸까요? 발기부전이 어려운 질환이라서 그럴까요? 저는 약간 다른 생각을 가지고 있습니다. 그 이유를 의학의 특정 분야에서 패러다임이 변화하고 있기 때문이라고 봅니다.

기존 의학은 사람이 살고 죽는 문제를 주로 다뤘습니다. 의사와 환자의 관계가 부모와 자녀의 관계 같았죠. 전립선암을 예로 들면, 의사가 진단하고 치료법을 정해 환자에게 설명하면 환자는 따를 수밖에 없습니다. 치료 목표가 환자가 암으로부터 살아남는 것이기 때문에 전반적인 치료 과정에서 환자가 자신의 의지대로 선택할 수 있는 상황은 극히 드물게 됩니다. 의사가 모든 것을 결정한다고 보시면 됩니다.

그러나 최근에 의학 기술이 발달하여 죽고 사는 것이 아닌 삶의 질에 관련된 영역을 다루기 시작하면서, 환자와 의사의 관계에 많은 변화가 필요하다고 생각합니다. 삶의 질에 관련된 의학은 그 치료 목표가 질병의 완치가 아닌 환자의 만족입니다. 또한, 질환이라고는 하지만 치료가 꼭 필요한 것이 아니기 때문에 치료 여부 또한 환자가 결정해야 합니다. 이러한 환자와 의사의 관계에서, 의사는 기존의 결정을 내리던 사람이 아니라 환자의 결정을 돕는 존재로, 환자는 의사의 결정을 따르는 수동적인 입장이 아니라 자신이 결정하는 능동적인 입장으로 바뀌어야 진료가 제대로 이루어지고 환자가 원하는 결과를 찾을 수 있게 됩니다. 하지만 대부분의 의사들과 환자들이 이러한 패러다임 변화에 익숙하지 않아 기존 방식대로 진료가 이루어지기 때문에 양쪽 모두 어려움을 겪는 것이라 생각합니다.

의학의 변화는 수요자인 환자들의 요구를 반영하여 공급자인 의료진이 이를 이루어 내는 것이 자연스러운 흐름이라고 봅니다. 하지만 아직 현 시점에서는 삶의 질에 관련된 의학은 전 세계적으로 과도기를 겪고 있기에, 환자들이 적극적으로 자신의 질환에 관심을 가지는 것이 제대로 된 치료 결과에 꼭 필요하다고 생각합니다. 이제 발기부전에 대한 본론을 시작해 봅시다!

심인성 발기부전? 마음의 병?

여전히도 진료실에서 심인성 발기부전이 대부분 발기부전의 원인인 것처럼 생각하는 환자들을 보게 됩니다. 사실은 그 반대로 신체적인 발기부전이 정신적인 스트레스를 유발하는 경우가 대부분인데 말입니다. 예전 의사들은 발기부전으로 괴로워하는 환자들에게 '그건 그냥 마음의 병'이라며 대수롭지 않게 생각하고 넘겨 버리기 일쑤였습니다. 죽고 사는 질환도 아니고 원인과 기전을 알 수 없었고 딱히 치료법도 없던 그 시절에는 발기부전을 단순한 정신적인 질환 정도로 여겼습니다. 하지만 자신이 발기부전이라는 생각으로 인한 수치심은 매우 강력해서, 자신의 상태를 인정하기 어렵게 만들 뿐 아니라 의사에게 치료를 위해 진료받는 것도 꺼리게 만듭니다. 어렵사리 병원을 찾았던 환자들도 정신과 의사에게 가 보라며 그냥 보내지곤 했습니다. 그리하여 이러한 문제를 가진 남성은 스스로를 열등하거나 남자답지 못하다고 여기게 되었습니다.

비아그라®의 개발이 있기 전까지, 대부분의 의사들이 발기부전은 오직 심인성일 뿐이라고 주장하면서 발기부전 환자들은 그 치료에 더욱 어려움을 겪었습니다. 물론, 일부 정신적 요인으로 발기부전이 유발될 수도 있지만, 새로운 진단 기술의 개발을 통해 이제는 대부분의 발기부전은 신체적 원인이 있음이 밝혀졌습니다. 성 경험이 있는 남성들이 겪는 발기부전은 심인성일 가능성이 매우 낮습니다. 환자분들의 "발기부전은 내 마음과 음경, 둘 중 어느 것이 문제요?"라는 질문에 저희는 "둘 다 문제가 있습니다."라고 답변드릴 수 있습니다만, 대부분 심인성으로 발생된 것이 아니라 신체적 문제로 인한 발기부전으로 수행 불안과 같은 심리적인 스트레스를 받게 되고, 그로 인해 발기부전이 악화되는 악순환의 고리를 돌게 됩니다. 한마디로 몸의 문제가 마음에 악영향을 주는 결과가 되어 다시 발기부전을 악화시킨다는 것입니다.

발기부전은 환자 중심적 질환입니다!

발기부전은 진단부터 치료까지 모든 과정을 환자가 결정하는 질환입니다. 질환의 정의가 '성관계를 10회 시도하였을 때 발기력에 관련된 문제로 2~3회 이상 만족스러운 관계가 어려운 경우'입니다. 이는 의사가 진단하는 것이 아니라 환자 본인의 경험을 가지고 진단하는 것입니다.

또한 치료의 목표도 환자의 만족입니다. 모든 발기부전 환자에게 치료가 필요한 것은 아닙니다. 발기력이 필요 없는 사람들도 있기 때문입니다. 마찬가지로, 환자가 발기력을 회복하겠다고 한다면 그 방법에 대한 선택도 환자의 것이라고 보는 것이 맞다고 생각합니다. 의사들은 환자가 진단을 확인하고 싶거나 치료에 대한 전문가의 의견이 궁금할 때, 이에 대한 경험을 제시하여 환자의 선택을 돕는 역할이라고 생각합니다. 이와 같이 결국 환자가 진단하고 치료를 결정하게 되기 때문에 저자는 발기부전이 지극히 **환자 중심적인 질환**이라고 생각합니다. (이번 단락은 저자의 개인적인 시각이며 다양한 학회에서 권고하는 진료 지침과는 차이가 있음을 말씀드립니다)

저자의 견해로는, 아직도 성의학 학회에서의 시각은 발기부전 치료의 목적을 성기능의 회복에만 두고 있는 것 같습니다. 그러나 임상에서 만난 다양한 환자들의 이야기를 들어 보면 성기능 문제 그 자체보다는, 이로 인해 자의식에 악영향을 받아 다른 사람들과의 관계에서 오는 스트레스가 더 큰 문제였습니다. 그래서 저자는 신체적 문제인 발기부전이 정신적, 사회적 문제를 유발하는 것으로 보고, 그에 따라 발기부전에 대한 치료는 환자의 자의식과 자신감에 긍정적인 영향을 줄 수 있는 방법을 찾도록 고민해야 된다고 생각합니다.

▍당신은 혼자가 아닙니다

발기부전은 매우 흔한 질환입니다. 매사추세츠 남성 인구학 연구에 따르자면, 미국 내 약 3천만 명의 남성이 발기가 전혀 안 되거나 유지할 수 없다고 합니다. 또한 이전 예상과는 달리 발기부전의 유병률은 생각보다 매우 높고 그로 인한 환자들의 고통이 심하다는 것이 연구에서 밝혀졌습니다. 40대 남성의 40%, 50대 남성의 50%, 60대 남성의 60%, 70대 남성의 70%가 발기부전을 경험하고 있었습니다. 발기부전은 매우 흔한 질환이지만 결코 노화에 따른 증상은 *아닙니다.*

자의식, 자존감 그리고 발기부전

섹스는 인간의 삶에 가장 기본적인 요소 중 하나이며 남성에게 있어 발기는 그에 중요한 기능을 담당하고 있습니다.

발기가 잘 되는 것은 남성의 자존감에 핵심적인 부분입니다. 발기가 잘 되지 않을 수 있다는 불안함은 대부분의 남성들로 하여금 섹스가 가능한 상황 자체를 회피하게끔 유도합니다. 최근 연구 결과 발기부전이 있는 남성은 스스로를 *건강하지 않다*고 생각하며 그로 인해 더욱 *건강하지 않은 방향*으로 행동한다는 것이 밝혀졌습니다. 이와 달리 발기력이 좋은 남성일수록 연인과 높은 수준의 친밀감을 유지하고 남성성과 삶의 질이 높은 것으로 나타났습니다.

생식기의 기능과 형태는 우리의 자의식, 자아상과 밀접한 연관 관계를 가지고 있습니다. 만일 여성이 선천적 기형으로 유두가 세 개 있다면 거의 대부분의 환자가 수술적 교정을 선택하게 됩니다. 이는 생식기의 이상이나 성기능 장애가 인간이 죽고 사는 질환은 아니지만 우리 삶에 깊은 영향을 준다는 것을 반증합니다. 사람이 자신을 어떻게 생각하느냐는 다른 사람들과의 관계에 매우 큰 영향을 미칩니다. 그렇기 때문에 발기부전은 단순히 배우자와의 관계만이 아니라 남성 주변을 둘러싸고 있는 다양한 사람들 및 환경과의 관계에도 큰 영향을 미칠 수 있습니다.

여가 시간에 남성이 집에서 가장 하고 싶은 것은?

활동*	응답률
섹스	64%
가족과 시간 보내기	56%
음악 듣기	34%
집 가꾸기	23%
독서	23%

* 응답자는 복수의 선택을 할 수 있습니다.

출처: Spiegel, Inc 2003년 USA Today에서 476명의 남성 설문조사

　발기부전 치료를 기피하는 남성들은 늦게까지 잠을 자지 않거나, 술을 과도하게 마시거나, 혹은 배우자와의 말다툼을 시작하는 것으로 잠자리에서 생길 수 있는 곤란한 상황을 회피합니다. 일

부 환자들의 경우 이혼이나 관계를 단절하는 등의 극단적인 방법을 동원해서라도 배우자가 자신의 문제에 대해 알지 못하기를 바랍니다. 설마 그렇게까지 하겠냐고 생각하실 수도 있지만, 발기부전은 그럴 만한 영향력을 가지는 질환입니다. 하지만 발기부전은 언제나 완치가 가능하며, 대부분의 경우 **치료가 불가능한 것이 아니라 치료가 있다는 것을 몰라서** 어려움을 겪게 됩니다.

모든 치료의 시작은 병을 아는 것

발기부전 치료의 첫걸음은 이것이 매우 흔한 질환이라는 것을 이해하는 것입니다. 이 책의 목적이 바로 그 이해를 위해 남성의 신체 구조, 기능 그리고 발기가 어떻게 되고 유지되는가에 대해 쉽게 풀어 설명하는 것입니다. 만일 우리가 남성의 몸이 어떻게 기능을 하는지 이해할 수 있다면 발기부전의 기전에 대해 좀 더 이해가 가능할 것이고, 이를 통해 그 치료법들을 비교하여 각자에게 알맞은 치료법을 선택하는 것에 도움을 드릴 수 있을 것입니다.

앞서 언급한 것처럼 대부분의 발기부전은 치료가 가능합니다. 발기부전 치료에서 획기적인 사건은 바로 1998년 시판된 경구용 발기부전 치료제 비아그라®(실데나필)의 개발입니다. **경구용 발**

기부전 치료제인 '마법의 알약'에 대한 기사가 보도되면서 발기부전에 대해 정신과보다는 비뇨기과 진료를 받으러 오는 환자가 급증하였으며, 이를 계기로 많은 의사들과 남성들의 발기부전에 대한 인식 전환이 시작되었습니다.

발기부전의 정의

발기는 물풍선인 음경 해면체로 혈액이 유입되어(동맥기능) 그 내부에 높은 압력을 유지하며 고여 있는 기전(정맥기능)으로 이루어집니다. 이 두 기능 중 하나라도 문제가 생기면 발기부전이 발생합니다.

예전에는 의약계에서 임포텐스라는 단어를 많이 사용했지만 이젠 발기부전으로 바꿔서 사용하고 있습니다. 두 단어의 정의는 같지만, 발기부전이 좀 더 원인에 대한 명확한 설명을 하고 있기 때문입니다.

또한 임포텐스(Impotence)는 '힘이 충분하지 않다.'라는 뜻이 있어 남성의 자존감에 악영향을 미칩니다. (영어로 potence는 힘을 의미하며 그 앞에 부정적 접두어인 Im이 붙어 힘이 불충분한 상황을 지칭함) 이는 다분히 심리학·정신과학적인 진단으로 발기부전을 심리적·정신적 질환으로 보는 시각이 반영되어 있는 단어입니다. 발기부전은 발기가 완전히 되지 않는 발기불능을 포함하는 정의로, 실제로는 '10번의 성관계에서 2~3회 이상 발기가 유지되지 않거나 관계 중 발기가 소실되어 성관계에 불충분한 발기력을 보이는 것'을 지칭합니다. 이처럼 발기부전은 의사가 아니라 환자 스스로 자가 진단을 한다는 독특한 면이 있습니다.

발기부전은 누구나 경험할 수 있습니다

성적 욕구가 생기는 연령의 남성이면 누구나 발기부전을 경험할 수 있습니다. 남성들이 생각하는 이상적인 남성상의 요건들 중, 건강하고 매력적이며 성적 욕구의 왕성함을 통해 자신의 남성성을 '**증명**'한다는 것은 남성에게 사실 상당한 부담일 수 있습니다. 삽입 성교를 할 수 없는 상황에 대해 많은 남성들은 남성으로서의 역할에 '**실패**'했다고 생각합니다. 이러한 생각은 남성으로 하여금 남성성을 억제하고 자존감을 위축시키며 자책하게 만듭니다. 이처럼 발기가 되지 않거나 유지할 수 없는 상황은 남성에게는 큰 스트레스가 되며, 이 스트레스로 인해 발기부전이 악화되고 악화된 발기부전이 다시 스트레스를 유발하는 악순환의 고리를 돌게 됩니다.

예전에는 사회적 통념상 발기부전에 대한 논의는 배우자나 친구, 의사를 포함하여 누구와도 하기 어려웠습니다. 남성의 가장 근본적인 욕구인 성욕이 지속되지만 정상적인 성관계를 할 수 없게 되면 남성들은 극도의 좌절감을 경험하게 됩니다. 대부분은 이런 상황에서 처음엔 한의원, 민간 요법이나 정력에 좋다고 알려진 식품들(해구신, 코뿔소 뿔 농축액, 까마귀, 황소 개구리 등)에 기대를 걸게 됩니다. 그러나 이런 치료법들은 대부분 발기부전 남성들의 좌절감을 이용하여 돈만 허비하게 하고 효과도 미지수이며 의학적으로 전혀 입증되지 않았습니다. 인터넷을 통해 쉽게 접하는 광고들을 통해 알게 되는 단 하나의 진실은 수많은 사기꾼들이 발기부전 남성들의 좌절감을 이용하기 위해 미끼를 던지고 있다는 것입니다.

술이나 기타 약제의 남용은 발기부전이 호전되기보다는 악화시키는 경우가 대부분이며 그로 인해 환자의 인생은 더욱 우울해질 수 있습니다.

현재까지의 연구 결과들을 종합해 보면, 발기부전 남성들에게 유일하게 효과적인 해결책은 발기부전에 대해 스스로 찾아본 뒤 노련한 비뇨기과 전문의의 조언과 도움을 받아 어떤 치료를 받을 것인지 선택하는 것입니다. 환자가 자신의 병에 대해서 잘 아는 것이 모든 성공적인 치료의 첫걸음이기 때문입니다.

어떻게 해결하면 좋을까?

발기부전 남성들에게 가장 중요한 첫 단계는 발기부전에 대해 적절한 수련을 받고 자격을 갖춘 발기부전 전문 비뇨기과 전문의에게 전문적인 진료를 받는 것입니다. 이러한 진료의 첫 번째 목적은 발기부전의 원인을 찾는 것입니다. 심도 있는 진료를 통해 발기부전 전문의는 증상과 진단 결과를 종합하여 원인을 찾고 적절한 치료를 하게 됩니다.

일반적으로 발기부전에 더해 다른 형태의 성기능 장애가 동반되어 있는 경우가 많으며, 이로 인해 치료 선택에 있어 복잡하고 어려운 결정을 내려야 할 때가 많습니다. 발기부전 전문의의 경우 다른 형태의 성기능 장애로 인한 발기부전과 진성 발기부전을 명확히 감별할 수 있으며, 지면상 모든 부분에 대해 자세한 설명을 할 수는 없지만 아래와 같은 성기능 장애에 대해 전문적인 진료로 도와드릴 수 있습니다.

- 사정통(사정 시 통증이 발생하는 것)
- 역행성 사정(극치감을 느꼈지만 사정이 되지 않다가 배뇨 시 정액이 나오는 것)
- 간헐적으로 발기가 되지 않는 경우
- 음주로 인해 발기가 되지 않는 경우

- 다른 사람들 하고는 괜찮은데 유독 한 여성과의 관계만 어려운 경우
- 조루
- 성욕 감퇴
- 오르가즘 장애
- 페이로니 병(음경 만곡증)

　발기부전을 단순한 질환으로 생각하고 이에 대한 전문적인 수련이나 진료를 찾아보기 어려운 것이 전 세계적인 현상입니다. 비뇨기과에서 주로 다루는 질환이라 생각하지만 실제로 대학병원 수련 과정에서 전문적인 발기부전 진료를 참관하기는 거의 불가능한 것이 한국의 현실입니다. 수련 기간에 비아그라® 같은 경구약이나 스탠드로® 같은 주사제 처방에 대해서만 배우기 때문에, 약물이 듣지 않는 환자의 진료는 비뇨기과 전문의라고 해도 경험이 많기가 어렵습니다. 또한 10대 후반이나 20대 초반의 젊은 환자들에게는 다양한 병인이 있을 수 있고 삶에 미치는 영향이 매우 심하기 때문에, 발기부전 진료에 대한 전문적 지식뿐만 아니라 충분한 경험이 있어야 환자에게 도움을 줄 수 있습니다.

　발기부전을 제대로 진료하려면 검사부터 모든 치료, 특히 수술적 치료인 팽창형 임플란트 수술에 대한 충분한 지식과 경험이 필요합니다. 이 모든 스펙트럼을 갖춰야 환자에게 필요한 것이

무엇인지 같이 고민하고 찾아 줄 수 있기 때문입니다.

결국 전문가의 진료를 빨리 받을수록 당신과 배우자가 고통받는 시간이 줄어들게 됩니다. 시작이 절반이라고 합니다. 이 책을 읽는 그 순간, 당신은 발기부전 치료에서 가장 중요한 첫 계단을 오르기 시작한 것입니다.

제2장

남성의 신체 구조와 그 기능

─ 환자 사례 ─

이은상(가명) 남 32세

발기력이 평소에 나쁜 건 아니었는데 좀 더 좋았으면 하는 생각에서 인터넷에서 음경 혈류 충전기라는 것을 샀습니다. 사용하면 발기력이 자연적으로 좋아지고 필요할 때 발기력을 더 강하게 할 수 있다는 광고를 봤거든요. 약 한 달 전에 설명서대로 음경 뿌리에 고무 링을 걸고 충전기를 사용했는데, 약 15분 정도 지나서 갑자기 음경에 심한 통증이 있었습니다. 황급히 고무 링과 충전기를 뺐는데 그 후로 보름이 지난 지금까지 고무 링을 걸었던 부위가 잘록해지고 발기가 되어도 힘이 없습니다. 고무 링을 걸었던 해면체가 완전히 찢어진 거 아닌가요? 이제 발기가 안 되는 건가요? 저는 어떻게 해야 하나요?

위 사례의 환자는 첫 진료 시에 극심한 걱정을 하고 있었습니다. 그도 그럴 것이 결혼을 염두에 두고 만나는 여성이 있었고, 발기가 되지 않는다면 관계에 문제가 생길 것을 염려해서 심한 스트

레스를 받고 있었습니다. 더군다나 멀쩡했던 음경에 괜한 시도를 해서 생긴 일이라 자책하고 있었기에 진료를 보는 내내 환자가 안 쓰러웠습니다. 만일 환자가 음경의 해부학적 구조를 이해하고 있었다면 해면체가 찢어진다거나 앞으로 발기가 되지 않는 상황에 대한 걱정이 적지 않았을까 생각합니다. 참고로 환자가 말하는 음경 혈류 충전기라는 것은 후에 설명드릴 진공 압축기입니다. 그럼 음경의 해부학적 구조에 대해서 자세히 살펴보겠습니다.

정상 음경은 원통 세 개로 이루어져 있습니다: 그중 음경 해면체라 불리는 두 개의 원통은 서로 연결되어 발기능을 담당하고 음경 크기의 대부분을 차지합니다. 그리고 요도 해면체는 배관의 형태를 하고 있으며 소변이나 정액을 내보내게 됩니다.(그림 1) 발기능을 담당하는 음경 해면체는 안으로는 골반 내 깊이 위치한 치골에 부착되어 있고 밖으로는 음경의 귀두까지 자리하고 있습니다. 매우 튼튼한 백막으로 둘러싸인 음경 해면체에 혈액이 차서 그 압력으로 단단해지면, 이렇게 치골에 부착된 형태로 인해 발기각이 생기게 됩니다.(그림 2) 백막은 상당한 혈압을 견뎌야 하기 때문에 쉽게 찢어지거나 손상되지 않습니다. 간혹 음경 골절이라고 하는 백막이 찢어지는 상황이 생기면 상당한 출혈이 있기 때문에 음경이 크게 부어오르고 심하게 멍이 듭니다. 위의 사례 환자는 그러한 일이 없었기 때문에 백막 손상은 경미했다 볼 수 있습니다.

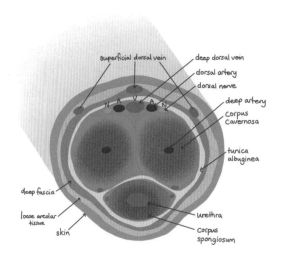

그림 1 음경 단면도

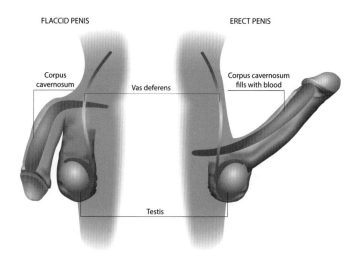

그림 2 발기 시 남성 생식기 해부도

각각의 음경 해면체는 스펀지와 유사한 조직(평활근과 수많은 작은정맥성 동굴 구조)으로 구성되어 있으며 성적 흥분을 느낄 때 피가 차게 됩니다. 그 결과 음경 해면체에 피가 모여 크기가 팽창하고 음경이 단단해져서 삽입을 할 수 있게 되는 것입니다.

다음으로 음경의 감각을 담당하는 신경들이 존재합니다. 배부(등쪽) 신경은 음경의 상부를 따라 존재하며 귀두(음경의 머리 부분)의 감각과 성감을 주로 담당하게 됩니다. 해면체 신경은 골반부터 시작하여 전립선 옆을 지나 해면체로 이어지게 됩니다. 전립선암 수술 후 해면체 신경의 손상으로 발기부전이 오게 되는데, 해면체 신경의 주요 역할이 성감보다는 발기에 있기 때문입니다.

이로써 음경의 구조에 대해서 설명을 마치고 음경의 가장 기본적인 세 가지 기능인 배뇨, 발기 그리고 사정에 대해서 설명해 드리겠습니다.

배뇨

◇ 요도

요도는 음경 내에 있는 대롱으로 배뇨 시엔 소변이, 사정 시에는 정액이 지나가는 통로입니다. 요의를 충분히 느끼게 되면 방광에서 요도를 통하여 소변을 배출하게 됩니다. 성적 흥분이 절정에 다다르면 요도는 연동 운동을 통해 정액을 사출하게 됩니다.

◇ 전립선

방광에서 음경으로 이어지는 길목에 전립선이 위치하게 됩니다. 전립선은 구멍 뚫린 도넛 모양으로 생겼으며 요도가 이 '도넛 중앙의 구멍'을 통과하게 됩니다. 전립선 비대증이 발생하면 전립선이 요도를 압박하여 그 구멍이 작아지면서 소변 줄기가 가늘어지거나 배에 힘을 줘야 소변을 볼 수 있는 증상들이 발생합니다.

전립선이 음경 발기기능에 미치는 역할은 없습니다만, 성관계 시 윤활작용을 위한 애액을 생산하고 정자를 위한 영양분을 공급하는 역할을 합니다. 사정된 정액 중 65%가 정낭액, 35%가 전립선액이며 그중 2~3%만이 정자입니다. 정관 수술 이후 정액량이 감소하지 않는 이유가 여기에 있습니다.

전립선이 음경의 발기에 직접적인 기능을 하진 않지만, 전립선 비대증으로 인해 발기부전 약물 치료가 어렵거나 효과가 떨어지는 경우가 간혹 있을 수 있습니다. 그러므로 발기부전 치료와 전립선 비대증에 대한 검사 및 약물 치료는 동시에 하는 것이 좋습니다.

발기

발기는 아래의 두 방식 중 하나로 시작됩니다.

1. 정신적인 자극(성적 흥분을 유발하는 상황을 상상하는 것)
2. 육체적인 자극(남성의 성기를 애무하는 경우)

대뇌는 정신적인 자극, 척수는 육체적인 자극에 반응하게 됩니다. 이 두 중추 신경에 전달된 성적 자극에 대한 반사 작용으로 발기가 일어나게 됩니다. 이러한 신경 반사 기전은 남성 호르몬, 성호르몬 그리고 대뇌의 신경 전달 물질들의 작용에 의해 조절됩니다.

이러한 대뇌의 신경 전달 물질 중에서 중요한 역할을 하는 것이 바로 일산화질소(Nitric Oxide, NO)입니다. 일산화질소는 발기에 가장 중요한 역할을 하는 음경 평활근의 이완 작용을 유발합니다. 현재 이 물질에 대한 연구가 진행되고 있고 미래에는 이를 이용한 발기부전 치료법이 개발될 수 있을 것으로 생각하지만, 이 책을 쓰고 있는 현재 시점에는 아직 이러한 치료가 현실화되지는 않았으며 많은 연구가 필요한 상황입니다.

정신적 또는 육체적인 자극을 통해 충분한 성적 흥분 상태에 이르면 음경 해면체 내로 정상의 몇 배에 달하는 혈액이 유입됩니다. 유입된 혈액이 음경 해면체를 팽창시키면서 음경에서 혈액이 빠져나가는 통로인 해면체와 피부 사이의 작은 정맥들을 압박하게 되고, 이로 인해 음경 해면체 내에 혈액이 높은 압력으로 모여 있게 됩니다. 음경 해면체는 소가죽처럼 굉장히 질긴 백막으로 둘러싸여 있습니다. 바로 이 백막이 음경 해면체가 내부의 높은 압력을 견딜 수 있도록 하는 역할을 합니다. (그림 1)

정상적인 음경의 발기는 사정이 완료될 때까지 유지되어야 합니다. 오르가즘을 느낀 이후, 발기가 일어난 것과는 반대의 기전으로 음경 혈관 평활근이 수축되기 시작합니다. 이로 인해 음경으로의 혈류 유입이 감소하게 되며 음경 해면체에서 혈액이 빠져나가면서 발기력이 소실됩니다.

몇몇 남성들의 경우 사정 후에도 발기가 유지되는 경우가 있습니다만, 대부분은 사정과 오르가즘 후 발기는 즉시 소실됩니다.

요약하자면, 발기는 정신적 혹은 육체적인 성적 자극이 있어야 일어나는 생리 현상입니다. 이는 굉장히 세밀하고 정교한 시스템으로 이루어져 있으며, 이에 관련된 수많은 신경과 혈관이 모두 온전하게 자기 기능을 해야 비로소 발기가 잘 일어날 수 있는 것입니다. 그렇기 때문에 안타깝게도 발기는 의지만으로 될 수 있는 것이 아닙니다. 정신적인 부분과 육체적인 부분 및 여러 요소들이 제 역할을 다할 때만이 완전한 발기력을 보여 줄 수 있는 것입니다. 신경 전도, 혈관의 반응성, 신경 전달 물질들의 미세한 밸

런스 조화 등의 것들이 모두 중요한 역할을 합니다. 수많은 요소들이 제 역할을 다해야 하는 것에 더해 나이가 들어가면서 전반적인 신체 기능이 저하된다는 점을 고려한다면, 부지기수의 남성들이 발기부전을 겪게 되는 것을 쉽게 이해할 수 있습니다.

사정

사정 시에 요도를 통해 전립선액과 정자가 사출되게 됩니다. 고환에서 생성된 정자는 고환과 정관을 잇고 있는 부고환으로 이동하여 성숙기를 거치게 됩니다. 충분한 성숙기를 거친 정자는 전립선 기저부로 이동하여 사정 전까지 저장되어 있게 됩니다.

성적 흥분이 최고조에 이르러 사정이 시작되면, 정자는 정관을 통해서 전립선에 이르게 되고 여기서 전립선액 및 정낭액과 혼합됩니다. 정액의 대부분을 차지하는 전립선액과 정낭액은 삽입 시의 윤활 작용 및 정자가 여성 체내에서 36시간 동안 생존하여 난자와 수정될 수 있도록 영양분을 제공하는 역할을 합니다.

오르가즘과 사정이 일어나는 동안에는 전립선 요도 상부의 방광과 요도가 만나는 부위에 위치하는 괄약근이 수축되어 소변이 새는 것을 막아 줍니다. 이러한 기전을 통해서 사정 시에 소변이 새어 나가지 않고 정액만이 요도 근육의 연동운동을 통해 요도로 사출되는 것입니다.

일부 수술로 인한 합병증이나 질병 또는 약물의 부작용으로 정액만을 사출하게 도와주는 괄약근이 제 역할을 하지 못하고 계속 힘이 풀려 있게 됩니다. 이런 경우 정액이 몸 밖으로 사출되는 것이 아니라 방광 내로 흘러 들어가게 되고, 추후 배뇨 시 소변에 섞여 배출되게 됩니다. 이를 역행성 사정이라고 하며 전립선 비대증 수술을 받은 환자나 척수신경 손상, 당뇨 환자에서 발생할 수 있습니다. 또한 전립선 비대증에 사용하는 약물에 의해서도 흔히 발생할 수 있는 합병증입니다.

사정은 발기가 되어야 일어나는 것은 아니며 독립적으로 일어나는 생리작용입니다. 실제로 발기부전 환자에서 음경의 강직도가 없어도 자위를 통해 오르가즘과 사정이 문제없이 일어나는 경우가 대부분입니다. 하지만 당연히 그 환자는 성관계를 통해 파트너를 만족시킬 수는 없고 그로 인해 관계에서 오는 스트레스를 겪게 됩니다.

오르가즘 또한 발기 및 사정과 독립된 생리 작용입니다. 오르가즘은 '대뇌에서 일어나는 현상 혹은 대뇌의 인식'으로 성관계 시 사정과 동반된 쾌감을 가리킵니다. 우리는 흔히 발기와 사정 및 오르가즘을 같이 뭉뚱그려서 생각하지만, 실제로 이들은 각기 다른 생리작용으로 분리해서 봐야 합니다. 예를 들자면, 전립선암 수술을 받은 남성들은 발기부전의 유무에 관계없이 사정을 하지 않아도 오르가즘을 느낄 수 있습니다. 마찬가지로 발기가 충분한 데도 오르가즘을 못 느끼는 경우도 있을 수 있습니다.

오르가즘에 대해서 하나 더 고려하실 점은 나이가 들면서 오르가즘을 느끼는 빈도에 차이가 생긴다는 것입니다. 남성에게는 오르가즘을 한 번 느끼고 난 뒤 한동안 오르가즘을 느낄 수 없는 '불응기'라는 것이 존재합니다. 나이가 들면서 이 불응기가 점차 길어지게 되어 70~80대 남성들은 대부분 4~5일에 한 번 정도 오르가즘을 느낄 수 있게 됩니다. 20대 때는 하룻밤에 두세 번 정도 절정을 느낄 수 있지만, 나이가 들면서 점점 변하게 되는 것입니다. 옛 노래의 가사가 꼭 틀린 것은 아닌 것 같습니다.

"노세, 노세 젊어서 놀아. 늙어지며는 못 노나니.

화무는 십일홍이요. 달도 차면 기우나니라.

(중략) 화란춘성 만화방창 아니노지는 못하리라."

음경의 크기

음경의 크기는 사람에 따라 차이가 많으며 의학적인 정상 범위가 매우 넓습니다만, 많은 남성들은 자신의 크기가 충분하지 않는가에 대해 걱정합니다. 그리고 많은 경우 남자들은 실제 음경의 크기가 충분함에도 자신의 크기가 작다고 생각하는 경향이 있습니다. 아마도 이런 생각은 성인물에 나오는 비정상적인 음경 크기를 기준으로 자신의 음경을 비교하거나 자신의 파트너가 '클수록 좋아할 것이다.'라고 착각하는 것에 기인할 수 있습니다. 그러나 여성들은 남성 음경의 크기보다는 애정, 친밀감 및 기능에 더 중점을 둔다는 수많은 연구 결과가 있습니다. **실제 연구 결과 평균 음경 길이는 12.5cm로 5인치가 채 되지 않습니다.**

비만이 심해지는 경우 음경의 길이가 확실히 짧아집니다. 체중이 13.5kg 정도 늘어날 때마다 보이는 음경의 길이는 2.5cm 정도 짧아집니다. 음경 근위부의 지방층이 두터워지면서 음경이 함몰된다고 보면 됩니다. 음경 크기가 줄어드는 다른 질환으로는 음경 위축이 있습니다. 보디빌더가 운동을 중단하면 근육이 줄어드는 것처럼, 음경도 발기부전으로 인해 충분한 발기가 되지 않으면 영양소 공급 부족으로 인해 음경 평활근이 사라져 음경의 길이와 굵기가 감소됩니다. 이 같은 상황은 특히 전립선암 수술 후에 두드러지게 나타납니다. 전립선암 수술이나 방사선 치료 후자신의 음경 크기가 급격하게 감소하는 것을 보게 되면 많은 남성들은 큰 충격을 받습니다. 발기가 안 되는 기간이 길어질수록 음경의 크기는 더 많이 줄어들 가능성이 높습니다. 많은 경우 남성들은 발기부전 치료로 자신의 음경 크기가 감소했다고 생각하지만 사실 그들의 음경 크기는 그 전에 이미 줄어들어 있었을 가능성이 높습니다. 남성들은 하루에도 여러 번 소변을 보면서 자신의 크기를 확인하기 때문에 대체로 환자의 주관적인 크기에 대한 인지는 정확한 편입니다. 이렇게 크기가 감소한 경우에는 좀 더 적극적인 치료가 필요하게 됩니다.

음경의 길이

음경의 길이를 길게 하는 수술 관련 논문들을 보면 최대 1인치, 그러니까 2.5cm 정도 길게 할 수 있는 수술법이 있다면 상당히 성공적인 결과로 인정합니다. 하지만 일반적으로 2.5cm라고 하면 별로 길게 느껴지지 않습니다. 이러한 길이에 대한 느낌은 사실 주관적인 것으로 어디에 기준을 두고 비교하는지가 중요합니다. 저자가 측정한 한국인 환자 천여 명 정도의 평균 해면체 길이는 대략 18.5cm였습니다. (참고로 이는 미국에서 측정한 평균치와 비슷합니다) 18.5cm를 총 길이로 보고 여기서 2cm가 늘어난다면 이는 대략 10%가 넘게 늘어난 것입니다. 이것을 키에 비유하자면 키가 170cm이던 사람이 187cm으로 늘어나는 것과 같은 비율입니다. 그렇기에 음경에서 1cm는 키의 1cm와 상당히 다른 의미를 가지게 됩니다. 이러한 이유로 남성들은 음경의 길이가 조금만 변해도 그 크기가 많이 줄어든 것으로 느끼게 되는 것입니다.

진료현장에서 보면 발기부전으로 길이가 1~2cm 줄어든 환자의 걱정을 의사들이 대수롭지 않게 생각해서 서운해하는 환자들을 종종 보게 됩니다. 또한 일부 환자들로부터도 음경의 길이가 1~2cm 정도 회복될 수 있다고 하면 그게 뭐 대수냐고 하는 반응을 보게 됩니다. 이는 길이의 상대적인 측면을 고려하지 못해서 생기는 현상입니다. 비율로 생각하면 상당한 길이의 변화이기 때문에, 이 부분을 이해하고 있는 것이 자신의 몸을 바로 인지하는 것에 도움이 될 것으로 생각합니다.

불규칙적인 발기부전

발기부전은 다양한 양상을 보일 수 있습니다.

- 발기의 유지가 안 되는 경우
- 발기가 전혀 안 되는 경우
- 발기가 되지만 강직도가 충분하지 않아서 삽입이 어려운 경우
- 많은 경우 위 세가지 증상이 복합적으로 불규칙하게 나타남

모든 발기부전 환자들은 자신의 발기력이 젊을 때처럼 믿을 만하지 않고, 될지 안 될지 모르는 불확실성에 대해서 큰 좌절감과

불안함을 느끼게 됩니다.

수행 불안 장애(실패에 대한 두려움)

　남자들의 경우 성관계를 수차례 실패하고 나면 앞으로도 발기가 되지 않아서 관계를 할 수 없을까 봐 크게 걱정하게 됩니다. 이렇게 발기력에 대해 걱정하기 시작하면 이로 인해 성관계에 대한 수행 불안 장애가 발생하고 그 결과 스트레스가 가중되어 발기가 실패하는 회수가 증가하는 악순환이 시작됩니다.

　이럴 때 남자들은 자신이 섹스에 대한 관심이 줄어들었고 성욕이 감퇴되었다고 착각합니다. 그러나 실제로는 성욕이 감퇴한 것이 아니라 섹스에 대한 자신감이 감소한 것입니다.

　"타석에 나갈 때마다 삼진 아웃 당할 것을 알면 어떤 남자가 타석에 서겠는가?"

　다른 말로 하자면 성욕이 줄어들었다는 것은 자신의 발기부전에 대한 일종의 좋은 핑계거리일 가능성이 높은 것입니다.

조루

발기부전이 온 남성들은 설상가상으로 조루가 병발하는 경우가 많습니다. 조루라는 것은 파트너의 성적 만족이 있기 전에 남성이 오르가즘을 느껴 관계에서 불만족이 발생하는 것을 의미합니다. 성관계의 목적은 생식이기 때문에 발기력이 약한 상황 등이 있으면 사정을 빨리 하도록 중추에서 조절하게 되며 이 같은 경우를 2차성 조루라고 분류합니다.

조루는 크게 1차성 조루와 2차성 조루로 나뉩니다. 1차성 조루는 이유를 알 수 없지만 선천적으로 사정 조절이 어려운 경우를 지칭합니다. 태어나서 죽을 때까지 조루 증상이 계속되는 것입니다. 그에 반해 2차성 조루는 말 그대로 뭔가 원인이 있어 2차적으로 발생한 경우를 가리킵니다. 발기부전으로 인한 조루가 대표적인 예입니다. 성관계라는 것은 원래 생식을 목적으로 하는 행동이기 때문에 발기력이 약하면 대뇌 중추에서 그 상황을 인식하는 것과 동시에 심리적인 압박이 생겨 빨리 사정을 하게 됩니다. 이런 경우 발기부전이 치료되면 조루 또한 사라지게 됩니다. 역으로 이 경우 조루를 아무리 치료해도 발기부전이 치료되지 않으면 조루의 호전이 없습니다.

심리학자들은 조루를 학습된 행동이라고 설명합니다. 조루가 오래되면 고질적인 습관이 되어 고치기가 매우 어려워집니다. 다행히도 그러한 습관을 고칠 수 있는 약물이 있습니다. 원래 우울증의 치료를 위해 개발된 선택적 세로토닌 재흡수 억제제(Selective Serotonine Reuptake Inhibitor, SSRI)들이 조루에 효과가 있는 경우가 종종 있습니다. 국내에는 프릴리지®(Priligy, short term SSRI)란 단시간에 작용하는 SSRI 제제와 클로미프라민(Clomipramine) 제제들이 조루 치료제로 출시되어 있습니다. 관계 2시간 전에 복용하게 되면 성감을 조절하여 조루에 효과를 보는 경우가 있습니다. 다른 약으로는 진통제로 흔히 쓰이는 트라마돌(Tramadol) 제제 또한 사정 지연에 효과를 보입니다.

현재 새로운 기전을 통한 약물을 개발 중에 있으며 이러한 약물들이 출시되면 조루로 고통받는 남성들에게 큰 도움을 줄 것으로 보입니다.

발기부전 환자들에서 조루가 나타나는 또 다른 이유는 발기력에 대한 불안감 때문에 관계를 서두르는 경향이 있기 때문입니다. '뇌'가 발기력이 곧 소실될 것이라는 것을 '알기' 때문에 때를 놓치기 전에 사정이 빨리 일어나게 하는 것입니다.

많은 경우 발기부전을 해결하게 되어 확실한 발기력을 회복하고 자신감을 찾게 되면 조루는 자연적으로 좋아집니다. 같은 이유로 발기부전을 치료하지 않고 조루에 대한 치료만 했을 경우 결코 호전되지 않습니다. 원인에 대한 치료가 필요한 이유입니다.

Part II

발기부전의 원인과 진단

제3장

발기부전의 신체적 원인

┌─ 환자 사례 ─────────────────────────────

김현용(가명) 남 35세

원래도 발기력이 썩 좋지는 않았습니다만 최근 들어서 새로 만나는 여
자친구와 관계에서 가끔 실패합니다. 컨디션이 괜찮은 날은 잘 되는데
술을 조금 마시거나 긴장하거나 피곤하면 관계 중에 자꾸 발기가 소실
됩니다. 한두 번 그러고 나서는 다음 관계에서 또 그러면 어떻게 하나
하는 생각이 들면서 불안해집니다. 인터넷에 찾아보니 심인성 발기부
전이 많다고 하던데 저도 그런 건가요?

└──────────────────────────────────────

발기부전의 90% 이상은 신체적 원인으로 발생합니다. 신경, 혈
관, 호르몬 혹은 체내 전달 물질들 중 하나라도 그 기능에 이상이
있다면 그것이 발기부전으로 이어질 수 있습니다.

발기부전의 가장 흔한 이유는 음경 혈류의 이상, 즉 혈관성 발
기부전입니다. 음경 혈관 질환은 동맥 질환(공급 장애)과 정맥 질

환(저장 장애)으로 나눌 수 있습니다. 음경 동맥 질환은 음경 해면체를 채우는 혈류가 부족한 상황이 발생하는 것이고 음경 정맥 질환은 음경 해면체를 채운 혈액을 붙잡아 두지 못하는 상황이 발생합니다. 결국 음경 혈관 질환은 '충분한 혈류 공급 실패'나 '혈액 저장 실패'로 볼 수 있습니다. 음경이나 골반의 외상 혹은 수술 등에 의한 발기부전은 비교적 드물기 때문에, 그런 병력이 없는 대부분의 환자들은 혈관성 발기부전에 해당한다고 볼 수 있습니다.

위 사례의 환자는 경구용 발기부전 치료제에 반응이 매우 좋았습니다. 그 후 간헐적으로 약을 복용하고 있습니다. 환자의 생각처럼 심인성 발기부전이 아니라 신체적, 특히 동맥 기능이 약화되어 생긴 발기부전으로 심리적 압박은 그 이후에 부가적으로 생긴 것이라고 보는 것이 타당합니다.

혈관성 발기부전: 공급 장애

발기가 되기 위해서는 음경으로 공급되는 혈액량이 상당히 증가해야 하기 때문에 추가적인 혈액 공급을 위해서 음경 동맥이 확장되어야 합니다. 혈관이 딱딱해지는 동맥경화가 일어나면 음경 동맥과 같은 작은 동맥의 유연성이 감소합니다. 이렇게 유연성이 감소한 음경 동맥의 경우 혈관을 확장하라는 신호를 받아도 제대로 확장할 수 없게 되어 음경으로 충분한 혈류 공급을 할 수 없게 됩니다. 음경 동맥은 심장을 먹여 살리는 관상동맥 두께의 1/5밖에 되지 않기 때문에 혈관이 좁아지는 질환에 매우 민감하게 반응하게 됩니다.

당뇨, 과도한 흡연 그리고 이상지질혈증(고지혈증) 등은 이러한 동맥경화를 가속화합니다. 이러한 질병과 상황들이 한창 활력 넘치는 50~60대 남성들을 심각한 발기부전 환자로 만드는 원인들입니다.

동맥 경화는 전신적인 질환으로 음경 동맥을 포함한 많은 혈관들에 악영향을 미칩니다. 동맥 경화로 인한 발기부전 환자들의 경우 전신의 동맥들 또한 어느 정도 딱딱해져 있지만 '음경 혈류 공급 장애'를 제외한 증상을 일으킬 정도는 아닌 경우가 대부분입니다. 음경 동맥은 심장이나 뇌 등을 담당하는 동맥에 비해 그 굵기가 훨씬 가늡니다. 그래서 동맥 경화로 인한 혈관 질환이 발생한 경우 다른 장기들보다 음경 동맥의 기능이 가장 먼저 영향을 받게 되어 증상이 발생하게 됩니다. 이렇듯 발기부전은 동맥 경화의 최초 증상일 수 있으며 젊은 남성에서 특별한 이유 없이 발기부전이 발생한 경우에는 혈관 질환에 대한 검사가 꼭 필요합니다.

일부 발기부전 환자에서는 심장 동맥(관상 동맥)에도 동맥 경화가 진행되어 힘든 일을 할 때 흉통이 발생하게 되며 이것이 바로 협심증이라 불리는 심근경색의 중요한 증상입니다. 동맥 경화가 뇌를 담당하는 목이나 심장의 동맥에 발생해 뇌졸중의 증상을 보이기도 합니다. 심장 동맥 질환 환자들의 경우 편안하게 쉴 때는 증상이 없다가 활동을 하면 흉통이 생기는 경우가 많습니다. 이와 마찬가지로 음경 동맥 질환 환자들은 평소에는 문제없다가 충분한 성적 자극을 받아도 동맥이 반응을 하지 못해 발기가 되지 않는 것입니다.

동맥 경화: 60세 이상 남성에서 가장 흔한 발기부전의 원인

동맥 경화는 발기부전의 가장 주요한 원인 중 하나입니다. 특히 60대 이상의 남성에서는 가장 흔한 발기부전의 원인입니다. 65세 이상 발기부전 환자의 65%가 동맥 질환으로 인한 것이라는 연구 결과가 그를 입증합니다.

또한 같은 연구에서 고령의 남성에서 발기부전이 증가한 원인이 음경 동맥에 콜레스테롤이 침착 되어 동맥 경화가 발생한 것임을 밝혀냈습니다. 음경 동맥에 콜레스테롤이 침착될 확률을 높이는 요인으로는 높은 혈중 콜레스테롤 수치, 흡연, 당뇨, 고혈압의 네 가지 위험인자가 있습니다.

혈액 순환 장애

동맥 경화가 없는 젊은 남성에서도 음경으로 가는 혈액 순환의 장애가 발생하여 발기부전이 올 수 있습니다. 심부 음경 동맥의 굵기는 0.3cm 정도로 매우 가늘기 때문에 약간의 장애만 발생하더라도 혈류는 크게 감소합니다. 인체의 다른 장기와 달리 음경은 우회 동맥이 없습니다. 예를 들어 간의 경우에는 동맥 중 하나가 막힌다면 다른 동맥이 그 동맥의 기능을 대신할 수 있습니다. 그러나 음경 동맥의 경우 해면체의 혈액 공급을 대신할 동맥이 없습니다. 그래서 음경 해면체를 지지하는 두 개의 음경 동맥 중 하나라도 손상을 입는다면 발기부전이 발생하게 됩니다.

이러한 혈관 손상으로 인한 발기부전에는 현미경적 혈관 재건 수술이 도움이 될 수도 있습니다. 불행하게도 이러한 혈관 재건 수술은 젊은 발기부전 남성 중에서 극히 일부의 환자에만 해당된다는 것입니다. 대부분의 발기부전 환자들은 고령이며 동맥 경화가 진행된 경우이기 때문에 이런 현미경적 혈관 재건 수술로는 도움을 받을 수 없습니다.

혈관성 발기부전: 저장 장애

◇ 스틸 증후군(Steal, 뺏기다)

스틸 증후군이란 성관계 도중 특정 자세를 취하면 발기력이 소실되는 것으로 동맥에 문제가 있어 발생하는 현상입니다. 성적 흥분이 되면 발기가 이루어지지만 특정 성교 자세에서는 골반과 하지 및 음경으로 향하는 혈류가 혈관 내 쌓인 콜레스테롤에 의해 줄어들게 되어 음경으로 향하는 혈류가 '뺏기는' 현상이 발생하게 됩니다. 예를 들자면 남성이 삽입하여 피스톤 운동을 시작하면 혈류가 피스톤 운동을 위한 허벅지 근육으로 분산되어 음경 동맥으로의 혈류가 감소하는 것입니다.

해결책은 의외로 간단한데 바로 체위를 바꾸는 것입니다. 예를 들어 정상위에서 이런 현상이 발생한다면 여성 상위나 옆으로 누운 체위로 자세를 바꿔서 엉덩이를 누르는 형태를 취하여 음경으로의 혈류를 '뺏기는' 것을 방지할 수 있습니다.

◇ 비정상적인 정맥 누수: 정맥 누출성 발기부전

발기력이 충분히 유지되지 못하거나 만족할 만한 성관계 전에 소실되는 것은 음경 정맥 누출의 문제일 수 있습니다.

• 음경 동맥 평활근에 문제(이전에 기술한 동맥 평활근 이완을

유발하는 물질인 일산화질소(NO)의 생성이나 전달에 문제가 있는 경우)가 있어 음경 해면체가 충분히 채워지지 않는 경우, 정맥 누출은 해면체 외부의 작은 정맥들을 음경 해면체가 충분히 압박할 수 없어서 발생할 수 있습니다.

- 음경 동맥이 음경 해면체가 아니라 음경 정맥으로 바로 연결되어 발생하는 정맥 누출이 있을 수 있습니다. 이런 상황은 음경의 조직에 변성이 온 경우 호발합니다. 예를 들자면 페이로니 병의 경우(페이로니 병 파트에서 추가적인 설명을 드리겠습니다) 병으로 인해 음경에 흉터 조직이 생긴 부위는 해면체를 싸고 있는 백막의 유연성이 감소하여 해면체 주변의 작은 정맥들을 '닫을' 수 없습니다. 이런 이유로 발기가 충분한 강직도를 가질 수 없으며 유지 시간도 짧게 됩니다.

- 혈류 누수는 정맥이 너무 많거나 비정상적으로 굵은 경우에도 발생할 수 있습니다. 이런 경우를 비정상적 우회 정맥류라고 합니다. (비슷한 예로는 하지 정맥류가 있습니다)

발기된 음경에서 혈액이 '누수'된다면 발기가 유지되는 것은 불가능합니다. 바늘 구멍이 난 풍선에 바람을 불어넣는 것과 마찬가지의 결과를 보입니다. 풍선에 바람을 불어넣어도 구멍이 나 있기 때문에 결국에는 바람이 빠져나가게 됩니다. 이것이 바로 정맥 누출성 발기부전입니다.

약이 개발되지 않았고 발기부전 음경 임플란트가 부족하던 1980~1990년대에는 정맥 누출성 발기부전에 대한 정맥 결찰술이 큰 인기였습니다. 초기 성공률은 50~60% 정도 됩니다. 그러나 1~2년이라는 단시간 내에 효과가 사라져 재발하게 됩니다. 미국을 제외한 다른 나라에서는 정맥 결찰술이 아직 시행되고 있습니다만 미국을 포함한 선진국의 전문가들은 그 효과에 의문을 제기합니다. 저자의 경험으로는 정맥 결찰술은 극히 일부의 젊은 정맥 누출성 환자에서만 효과를 볼 수 있었고 40대 이상의 환자에서는 거의 효과가 없었습니다.

공급 및 저장 장애

◇ 방사선 치료

전립선암, 방광암, 직장암 혹은 고환암 등에 대한 항암 방사선 치료는 음경 동맥 및 정맥에 손상을 일으켜 혈관 자체에 흉터 조직을 만들 수 있습니다. 이렇게 생긴 흉터 조직은 혈관을 딱딱하게 변성시켜 기능 저하를 유발하며 그로 인해 음경 혈류의 공급 및 저장 장애를 일으키게 됩니다. 전립선암에 대한 방사선 치료를 받은 환자의 경우, 치료 초기에는 발기부전 발생률이 적지만 치료 후 시간이 지날수록 발생률이 높아져서, 결국 전립선암 수술보다 발기부전이 많이 발생하게 됩니다.

◇ 당뇨

당뇨는 전 연령의 남성에서 발기부전의 주요한 원인으로 지목됩니다. 당뇨는 아래의 두 기전을 통해 발기부전을 일으킵니다.

- 동맥 경화를 가속시켜 음경 혈류를 감소시킴
- 신경 손상을 일으켜 음경 동맥을 지배하는 신경의 기능을 약화시킴. 이러한 질환을 당뇨병성 신경병증이라고 하며 손이나 발의 신경에 발생할 경우 해당 부위 피부 감각이나 통증을 느낄 수 없게 됩니다.

당뇨가 발병한 환자의 75%는 10년 내 발기부전을 겪게 됩니다. 발기부전 치료를 위해 병원을 방문했다가 당뇨 진단을 받는 경우가 종종 있는 이유도 바로 이 때문입니다. 저자 역시 당뇨를 전혀 의심할 수 없던 발기부전 환자가 검사 후 당뇨로 진단되는 것을 진료실에서 가끔 경험할 수 있었습니다.

이런 환자들의 경우 발기력이 갑자기 소실되기보단 천천히 기능이 감쇠한 경우가 대부분입니다. 당뇨 환자에서 발기부전은 병의 진행과 함께 음경 혈관 및 신경의 비가역적인 손상이 오게 되어 결국 발기불능으로 빠지게 되는 특징이 있습니다. 그렇기에 발기부전이 발생하는 모든 젊은 남성들은 혹시나 모를 당뇨에 대한 검사가 필수적입니다. 그러나 안타깝게도 당뇨를 조절해도 기존에 받았던 음경 혈관 및 신경의 손상은 좋아지지 않기 때문에 발기부전이 좋아지기는 어려우며 발기부전 자체에 대한 치료가 필요하게 됩니다.

당뇨성 발기부전 환자들은 발기부전을 제외한 성기능은 모두 정상입니다. 성욕은 발기부전이 없던 때와 마찬가지며 단지 발기만 되지 않는 것뿐입니다. 다른 발기부전 환자들처럼 당뇨성 발기부전 환자들도 발기되지 않은 음경으로 사정을 할 수 있으며 오르가즘을 느낄 수 있습니다. 하나 더 말씀드릴 부분은 당뇨가 남성 갱년기(남성 호르몬 부족 증후군)의 위험인자 중 하나이므로 당뇨 환자는 남성 갱년기에 대한 검사가 꼭 필요합니다. 남성 갱년기 자체가 당뇨를 악화시킬 수 있고 이 두 질환 또한 악순환의 고리를 돌 수 있기 때문입니다.

내분비계 이상: 호르몬

남성 호르몬인 테스토스테론은 남성 성기능의 유지를 위해서는 필수적인 호르몬입니다. 그러나 발기가 되기 위해서 필요한 혈중 남성 호르몬의 양은 사실 그렇게 많지 않습니다.

어린 아이들의 경우 아주 낮은 혈중 남성 호르몬 수치를 보이지만 발기가 됩니다. 남성인 태아들도 어머니의 자궁 안에서 발기가 되는 것을 관찰할 수 있습니다. 남성 호르몬을 생성하는 고환이 거세된 남성들 역시 발기가 될 수 있습니다.(그러나 대부분의 거세 남성들은 성적인 욕구를 느끼지 못한다고 보고되고 있습니다) 사실 발기부전인 남성들의 대부분은 정상 혈중 남성 호르몬 수치를 보입니다. 심지어 남성 호르몬이 낮은 환자들의 발기부전 또한 남성 호르몬 때문이 아닌 다른 원인으로 인한 경우가 대부분입니다. 발기부전 환자에서 남성 호르몬 보충 요법을 시행한 경우 대부분 발기력에는 거의 도움을 주지 못하지만 자신감의 호전을 통해 심리적인 호전 및 성욕 감퇴에는 효과를 보이는 경우가 많습니다.

발기부전 환자에서 혈중 남성 호르몬 수치에 대한 검사는 필수적이긴 합니다. 그러나 이것은 남성 호르몬 보충 요법으로 발기부전을 치료할 수 있기 때문은 아니고 드물게 남성 호르몬이 낮은 발기부전 환자에서 유선 자극 호르몬(프로락틴)을 분비하는 뇌하수체 종양(유선종)이 있을 수 있기 때문입니다. 이런 종류의 종양은 Dosinex®(cabergoline)와 같은 먹는 약으로 크기를 줄이고 혈중 남성 호르몬 수치를 회복시킬 수 있습니다.

충분한 남성 호르몬 수치는 전신적인 건강뿐만 아니라 음경 혈관의 건강에도 중요합니다. 발기부전 치료에 처방하는 약들이 남성 호르몬 수치가 정상일 경우에 그 효과가 제대로 나타나기 때문에 불충분한 남성 호르몬 수치를 보이는 환자에서 발기부전을 경구약으로 치료하고자 할 경우 남성 호르몬 보충 요법이 필요하게 됩니다.

먹는 약 및 주사

처방 약이나 일반 약, 가짜 혹은 불법 약물에 의해서도 발기부전이 발생할 수 있습니다. 흔히 처방되는 약 중 200여 가지가 발기부전 및 성기능 장애를 유발할 수 있습니다. 음주와 약물 남용(마약류) 또한 발기부전을 악화시킬 수 있습니다.

◇ 정신 신경계 약물

중추 신경계와 말초 신경계에 작용하는 몇몇 약물들의 경우 신경의 기능을 떨어뜨릴 수 있기 때문에 발기부전을 유발할 수 있습니다.

암페타민(Amphetamines), 항우울제, 항히스타민제, 바비튜레이트(Barbiturates), 코카인, 크랙(코카인의 일종), 헤로인, 대마초(마리화나), 페노티아진, 진정제, 수면제, 안정제이 중 특히 대마초는 남성 호르몬인 테스토스테론을 억제할 수 있고 발기부전을 악화시키며 정자 수를 감소시킬 수 있습니다.

◇ 혈압약: 항고혈압 제제

고혈압은 동맥 기능이 감소하여 말초로 혈액을 충분히 공급할 수 없을 때 혈관 내압을 높여 혈액을 공급하기 위한 보상기전으로 이러한 상태가 지속될 경우 비가역적인 혈관 변성이 올 수 있기 때문에 내과적인 치료가 필요합니다.

이렇게 내과적인 치료를 위해 처방하는 혈압약들이 발기부전과 관계가 있다고 밝혀져 있습니다. 특히 이뇨작용이 있는 싸이아자이드(Thiazide)계 혈압약들이 발기부전을 잘 유발합니다. 때론 이러한 혈압약의 종류를 바꾸는 것으로 발기부전이 호전되기도 합니다. 그러나 대부분의 경우 발기부전은 동맥 질환의 결과로 발생하는 질환이며 고혈압도 이와 같은 맥락에서 생긴 질환이므로 혈압약의 교체는 큰 도움이 되진 않습니다.

저자의 경험으로는 혈압약을 복용하는 대부분의 환자들은 혈압약의 교체로 발기부전이 호전되지는 않았습니다. 발기부전은 음경 동맥의 문제로 혈류가 줄어들어 발생하는 것이지 단순히 혈압약의 부작용으로 발생한 것은 아니기 때문입니다. 결국 고혈압은 그 자체로 발기부전을 악화시키며 그 치료를 위한 혈압약 또한 발기부전을 더욱 악화시키는 결과를 초래합니다. 고혈압은 근본적인 치료가 어려운 경우가 대부분이지만 그와 달리 거의 모든 발기부전은 근본적인 치료가 가능합니다.

◇ 전립선암 항암 호르몬 요법: 남성 호르몬 억제 요법(Zoladex®, Lupron® 등)

일부 전립선암의 경우 치료를 위해 혈중 남성 호르몬 수치를 거세 수준으로 떨어뜨려야 하는 경우가 있습니다. 예전에 비뇨기과 의사들은 이를 위해서 외과적으로 고환을 제거하는 고환 적출술을 시행하였습니다. 요즘에는 수술보다 Zoladex®와 같이 주기적으로 맞는 주사제를 통해 남성 호르몬을 억제합니다. 이러한 치료를 받으면 성욕이 감퇴하고 시간이 갈수록 발기력이 떨어지는 것을 경험하게 됩니다.

◇ 술: 알코올

적당한 양의 음주는 대뇌의 억제 신경을 억제하여 사회성을 강화시키고 자신감을 주는 것과 같이 성기능을 도와줄 수 있습니다. 그러나 과도한 음주는 마취 효과 및 전반적인 신경계 억제를 보이게 되며 이런 경우 성적 흥분을 느끼기는 당연히 어렵게 됩니다. 결국 전반적인 성기능이 약화됩니다.

만성 알코올 남용은 아래와 같은 중대한 문제를 일으킬 수 있습니다:

- **혈중 여성 호르몬 수치의 증가**. 알코올 남용으로 간 손상이 발생하여 혈중 여성 호르몬의 수치가 증가하게 됩니다. 이전에 설명 드린 것처럼 여성 호르몬은 남성 호르몬을 억제할 수 있으며 이로 인해 성욕이 감퇴하게 됩니다.
- **혈중 남성 호르몬 수치의 감소**. 알코올은 고환의 남성 호르몬 생성 기능을 억제하고 간손상을 유발하여 그로 인한 호르몬의 파괴를 통해 혈중 총 남성 호르몬 수치를 감소시킵니다. 심한 경우는 고환의 크기까지 감소합니다.
- **말초 신경병증**. 만성 알코올 남용은 음경 신경 기능 이상을 초래할 수 있으며 이렇게 생긴 신경병증은 신경에 비가역적인 손상을 초래하여 금주를 하더라도 여전히 발기부전이 지속되게 됩니다.

술로 인한 발기부전을 경험한 환자의 말을 인용하겠습니다.

"술을 마시는 것이 긴장을 풀어 줘서 나의 발기 문제를 호전시킬 수 있을 줄 알았어요. 술이 발기부전을 악화시킨다는 것을 알지 못하고 술을 더욱 마셨죠. 그것이 바로 악순환이었던 겁니다! 만일 선생님에게 진료를 먼저 받았다면 술이 해답이 아니란 것을 진작 알았을 것인데 말이에요."

수술로 인한 발기부전

몇 가지 수술들, 특히 **전립선암, 대장암** 및 **방광암** 수술 후 발기와 관련된 신경의 손상에 의해 발기부전이 올 수 있습니다. 암 덩어리를 완전히 제거하기 위해서는 그 주변 신경들 또한 어쩔 수 없이 같이 제거되어야 하기 때문입니다. 이렇게 손상되는 신경들 중 발기를 주관하는 신경이 포함되어 있는 경우가 많으며 그 결과 신경 손상으로 인한 발기부전이 발생하게 됩니다.

환자 입장에서 암 수술은 그 생각만으로도 가슴이 철렁 내려앉습니다. 이는 목숨이 위태로운 상황이기 때문에 많은 남성들은 그 과정에 심한 감정적 스트레스를 받습니다. 암 수술은 환자로 하여금 불안, 부정, 분노, 거부 및 우울 등의 거의 모든 부정적 감정들을 경험하게 합니다.

일부에서 수술 후 발생할 발기부전을 걱정하여 치료를 지연하는 경우가 있습니다. 그러나 항상 명심하여야 하는 점은 암은 죽고 사는 문제이지만 발기부전은 그렇지 않다는 것입니다. 더군다나 발기부전은 그에 대한 전문의와 함께한다면 쉽게 치료가 가능합니다. 저자는 진료실에서 환자분들께 "음경이 달려만 있다면 발기부전은 완치할 수 있습니다."라고 농담 반 진담 반으로 말씀을 드립니다. 전립선암 수술을 받고 발기부전이 생겼다가 완치되었던 환자분의 말씀입니다.

"내 남은 여생을 이렇게 살고 싶진 않았습니다. 내 아내에게 반쪽자리 남자와 삶을 같이 하게 하는 고통을 겪게 하고 싶진 않았거든요. 그렇지만 담당 비뇨기과 의사와 상담한 후 암 수술 후에도 발기부전의 완치가 가능한 방법이 있음을 알게 되었고 우리는 지금 아주 만족스러운 관계를 가지고 있습니다. 다시 태어난 것 같아요!"

이 책을 쓰고 있는 현재, 많은 전립선암 환자분들이 로봇 수술을 받고 있습니다. 많은 환자들이 발기부전이나 요실금과 같은 합병증을 피하기 위해서 비용이 들지만 가장 좋다고 하는 로봇 수술법을 선택하고 있기 때문입니다. 기존 개복 수술법보다 요실금과 발기부전 같은 합병증의 비율이 낮아지긴 했지만 로봇 전립선암 수술 역시 여전히 높은 비율로 발생하고 있습니다. 그러므로 전립선암에 대한 수술법을 바꾼다고 하더라도 그것이 수술 후 합병증에 대한 근본적인 예방책은 아니라고 볼 수 있습니다. 그렇기에 수술 후 발생한 합병증에 대한 근본적인 치료가 필요한 것입니다.

전립선암 수술 후 발기부전이 저절로 호전되는 환자들도 적지 않습니다. 전립선암 의사들의 환자 연구에서는 수술 후 70%에 가까운 환자들이 발기부전을 회복한다고 보고하고 있습니다만, 같은 연구 대상 환자들에게 설문 조사를 한 결과 50% 미만에서 발기부전이 회복되었다고 답했습니다. 전립선암 수술 1개월 전부터 수술 후 6개월까지 발기부전 치료제를 저용량으로 복용하는 것이 발기부전 자연 회복에 도움이 된다는 연구가 있습니다. 이 환자들은 6개월이 지난 어느 순간 갑자기 발기가 되는 것이 아니라 수술 후에 점진적인 호전을 보이는 것이 특징입니다.

전립선암 수술 후 발기부전이 호전되지 않는 환자들에서 팽창형 임플란트와 같은 수술적 치료가 필요한 경우가 대부분입니다. 이 경우 수술의 시점에 대해서는 전립선암을 수술하는 의사들과 저자처럼 팽창형 임플란트를 전공하는 의사들 사이에 이견이 있습니다. 전립선암 학계에선 수술 후 1년간 기다려 보는 것을 추천하고 저희 학계에선 수술 후 6개월을 설명합니다. 전립선암 학계에선 자연 회복이 되는 경우가 확률적으로 낮지만 수술 후 1년이 지날 때까지 있을 수 있으니 그렇게 설명하는 것이고 저희 학계에선 수술 후 6개월이 지나서 발기력이 회복되는 경우는 극히 드물고(통계적으로 기적에 가까운 수치), 시간이 지날수록 음경의 크기가 급격히 감소하기 때문에 팽창형 임플란트 수술 후 환자 만족도를 고려해서 6개월로 설명하는 것입니다. 어느 쪽을 선택하느냐는 환자의 선택이겠지만 저자의 조언은 만일 발기력이 점차 호전되고 있다면 경구용 약을 쓰면서 1년까지 기다려 보는 것이 좋겠고 수술 후에 전혀 반응이 없다면 6개월 후에 팽창형 임플란트 수술을 고려해 보시는 것이 좋다고 생각합니다.

페이로니 병

페이로니 병이 발생하는 원인은 아직 명확히 밝혀진 것은 없으나 많은 경우 성관계 중 음경에 무리한 압력이 가해져 휘어졌거나 부딪혀서 발생한 미세한 손상으로 인해 발병한다고 추측하고 있습니다. 이로 인해 해면체를 둘러싸고 있는 백막 손상 및 그를 지지하는 미세한 혈관 파열이 발생하고 이에 대한 치유 과정에서 과도하게 단단한 흉터 조직이 생기게 되는 것을 병의 진행 과정으로 추측하고 있습니다. 가끔은 이러한 흉터 조직에 칼슘이 침착되어 상당히 단단한 조직이 생성되는 경우도 있습니다.

페이로니 병의 가장 흔한 증상은 음경 피부 밑에 만져지는 종물이 생기는 것입니다. 이 종물은 요도를 제외한 음경 해면체의 모든 부위에 발생할 수 있습니다. 처음엔 국소적인 염증으로 통증을 간헐적으로 유발하며 종물이 촉지되기 때문에 종종 음경암으로 오인하게 됩니다. 평균 24개월 정도의 기간이 지나게 되면 통증은 사라지며, 그 기간 동안 발생한 급성 염증은 음경 해면체와 백막에 단단한 흉터 조직을 남기고 소실됩니다.

대부분의 페이로니 병은 온순한 경과를 보이며 치료가 필요하지 않습니다. 그러나 심한 경우에는 흉터가 광범위하게 발생하여 음경이 발기 시에 흉터가 생긴 방향으로 휘게 됩니다. 흉터 조직은 유연성이 없고 딱딱하기 때문에 음경은 기존에 발기되면서 팽창되던 것과 다르게 완전히 발기가 되지 않게 됩니다. 길쭉한 풍선을 생각해 보시면 됩니다. 풍선의 한쪽 측면이 늘어나지 않는다면 풍선에 바람을 넣어도 그쪽은 늘어나지 않을 것이며 그 결과 짧아진 쪽이 있는 방향으로 휘게 될 것입니다.

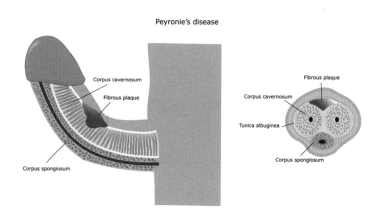

Peyronie's disease

그림 3 페이로니 병

페이로니 병이 매우 심하게 발생한 경우 발기가 되어도 음경이 심하게 휘어 삽입이 어렵거나 만족스러운 성관계가 불가능하게 됩니다. 가장 흔한 경우는 음경 배부(음경의 등쪽)에 흉터 조직이 발생하여 음경이 위쪽으로 휘는 것입니다. 어떤 경우엔 흉터가 여러 개 발생하여 움푹 패인 자국이 생기거나 음경이 꺾이고 짧아지게 됩니다. 가장 나쁜 점은 흉터 조직으로 인해 음경 혈류 공급에 장애가 발생하여 발기가 되어도 음경의 일부분이 강직도가 생기지 않고 물렁물렁하다는 점입니다. 이 때문에 질 내 삽입이 어렵거나 불가능할 수 있습니다.

페이로니 병은 40~65세 남성들 200명 중 1명에서 발병하는 비교적 흔한 질환이며 몇몇 보고에서는 이보다 더 흔한 것으로 나타납니다.

음경의 손상으로 인해 시작되는 질환이라고 추측하지만 대부분의 환자들은 그러한 손상에 대해서 기억하지 못합니다. 또한 많은 경우 병이 천천히 진행하고 드물게 완전히 사라지는 경우가 있는 것에 대해서도 그 원인을 파악하지 못하고 있습니다. 페이로니 병의 흉터가 사라지거나 줄어드는 경우가 있기 때문에 발기부전을 유발할 만큼 심한 상황이 아니라면 저자는 수술적 치료전에 좀 더 기다려 보시길 권장하고 있습니다.

이렇게 기다리는 동안 환자들은 다음의 먹는 약이나 병변 내 주사 치료를 시도해 볼 수 있습니다.

◇ 먹는 약: 경구 치료제

가장 흔하게 사용하는 약물은 비타민 E입니다만 여러 차례 연구를 한 결과 크게 도움이 되지는 않거나 효과가 없는 것으로 나타났습니다. 그렇지만 비타민 E는 부작용이 적고 저렴하며 쉽게 구할 수 있습니다. 이와 비슷한 효과를 보이는 약물로 나타난 것이 POTABA(para-aminobenzoate, 국내에는 페이론®이 출시되어 있음)입니다. 지금 이 책을 쓰는 현재 경구 치료제 중 가장 많은 연구가 이루어진 것은 Trental®(pentoxifylline, 뇌혈류 개선제)입니다. 이 약은 흉터의 생성을 늦추거나 안정시킬 수 있지만 대부분 이미 생긴 흉터를 없애지는 못합니다.

◇ 병변 내 주사 치료

페이로니 병으로 인한 흉터 조직에 직접 주사를 시도한 연구가 많습니다. 이러한 주사에 사용된 약제로는 인터페론(면역 치료제), 스테로이드(면역 억제제), 칼슘 차단제 등으로 흉터의 크기를 줄이고 통증을 경감하기 위해서 시도되었습니다. 최근 각광받고 있는 약제는 콜라겐 용해제로 페이로니 병으로 인한 흉터의 주성분인 콜라겐을 녹이는 주사입니다. 이는 최근 미 식약청(FDA)에서 안정성을 허가받은 약으로, 그 전에 허가받은 주사제로는 베라파밀(칼슘 차단제: 평활근의 수축 억제)이나 인터페론뿐이었습니다. 하지만 콜라겐 용해제는 아직 국내에서는 구할 수 없고 다른 주사제 또한 보험 허가를 받지 못한 상황입니다. 또한 주사 치료는 수차례에 걸쳐 주사해야 하며 그 결과를 예측하기 어렵고 비용 또한 만만치 않기 때문에 국내에서는 아직 활용하기가 어렵습니다.

◇ 다른 치료법들

그 외 방사선 치료나 체외 충격파 치료가 페이로니 병에 시도되었습니다. 먹는 약이나 주사제와 마찬가지로 통증의 경감과 흉터의 감소가 있을 수 있지만 그 부작용이 만만치 않은 것으로 나타났습니다. 또한 이런 치료들은 비용이 고가여서 접근성이 매우 떨어집니다.

◇ 수술적 치료

페이로니 병은 아래의 몇 가지 수술법을 통해 훌륭한 치료 성적을 보이고 있습니다:

- 흉터 조직을 제거한 뒤 동종 조직(피부, 근막, 정맥 혹은 사체 공여 조직)이나 합성 조직(고어텍스 등)을 이식하는 방법
- 흉터 반대편의 해면체에 만곡을 교정하기 위해 실로 고정하거나 일부 조직을 잘라 내고 봉합하는 방법
- 음경 임플란트 삽입(팽창형, 굴곡형)

흉터 조직을 제거하는 수술법의 경우 발기력이 감소할 수 있으며, 특히 강직도가 현저히 감소할 수 있습니다. 흉터 반대편의 정상 조직을 고정하는 방법은 정상 해면체의 길이를 줄여 만곡을 교정하는 방법이기 때문에 음경의 길이가 감소하게 됩니다. 이러

한 합병증들이 있기 때문에 저자는 두 가지 방법을 젊고 음경 길이가 충분하며 발기력이 아주 좋은 환자 경우에만 권하고 있습니다.

발기부전이 동반된 페이로니 병 환자들은 음경 임플란트가 가장 좋은 치료법입니다. 굴곡형 임플란트도 만곡 교정에 도움이 되지만 대부분 수술이 필요한 페이로니 병 환자는 음경 크기가 줄어들기 때문에 가장 좋은 치료법은 팽창형 임플란트로 만곡 교정과 발기력 및 크기를 회복할 수 있습니다.

임플란트의 삽입술은 발기부전과 만곡증을 동시에 교정할 수 있다는 큰 장점이 있습니다.

음경 지속 발기증(프리아피즘, Priapism)

음경 지속 발기증은 성적인 자극 없이 통증을 동반한 발기가 6시간 이상 지속되는 것을 지칭하는 병명입니다. 발기부전 치료를 위해 사용되는 먹는 약이나 자가 주사를 시행하는 경우 이러한 음경 지속 발기증이 오는 경우가 많습니다. 이러한 치료법이 시행되기 전에는 드문 혈액 질환인 겸상 적혈구 빈혈이 있는 환자에서만 관찰되던 매우 드문 질환이었습니다.

4시간 이상 발기가 지속되는 것은 응급 상황입니다! 음경으로 혈류가 다시 갈 수 있게끔 비뇨기과 전문의의 시술을 받아야만 해면체의 심각한 손상 및 섬유화(기능 손실, 즉 영구적인 발기불능)를 예방할 수 있습니다. 한국에서는 주로 주사제(트리믹스)를 과용하였거나 용량 조절에 실패한 경우에 발생하는데 이 경우 지체 없이 주사제를 처방받은 비뇨기과에 연락하거나 인근 응급실로 가서 치료를 받아야 합니다. 발기가 두 시간 이상 지속되면 바로 연락하여 위와 같은 문제가 생기지 않도록 조치하는 것이 좋습니다.

음경 지속 발기증은 아이러니컬 하게도 영구적인 발기부전을 유발하게 되며 이렇게 발병한 발기부전은 오직 음경 임플란트 수술로만 회복할 수 있습니다.

외상으로 인한 발기부전

음경을 지지하는 가늘고 약한 혈관들과 신경들은 골반 내 위치하는 비뇨 생식기 근막을 통과하여 지나가게 됩니다. 골반 골절이나 손상으로 비뇨 생식기 근막이 손상된 경우 이 혈관들과 신경들 또한 손상을 입어 발기부전이 발생할 수 있습니다.

음경이 직접적인 외상을 입게 되면 발기를 담당하는 해면체의 파열이나 골절이 발생하게 됩니다. 이러한 손상을 입으면 환자는 음경의 극심한 통증과 부종을 경험하게 되며 어떠한 형태의 성관계도 불가능하게 됩니다. 이러한 음경 골절은 응급 수술을 요하며 만일 치료하지 않는다면 음경 해면체의 심한 섬유화로 인해 영구적인 발기불능의 상태가 유발될 수 있습니다. 대부분의 음경 골절의 경우 수술적 치료 후에는 성기능이 회복됩니다. 음경 골절이 일어난 경우 음경에 심한 멍이 들고 심할 경우 요도 손상이 동반되어 혈뇨를 보일 수도 있습니다. 성관계 중 뚝 하는 소리가 나면서 심한 통증과 함께 음경의 멍과 부종이 생겼다면 음경 골절을 의심하여 응급실로 가서야 합니다.

척수 신경 손상 또한 발기부전을 유발할 수 있습니다. 척수 신경은 목뼈와 척추뼈에 의해 둘러싸여 비교적 튼튼하게 보호받는 신경입니다. 이러한 척수 신경에 외상이 발생하면 발기를 관장하는 신경 중추가 손상을 입어 그 기능이 소실될 수 있습니다. 척수 손상 환자의 경우 음경에 직접적인 자극을 가하는 것 이외의 다른 성적 자극(시각, 청각, 촉각, 후각, 상상, 감정 등)을 통해서는 발기가 될 수 없습니다. 척수 신경의 손상 정도에 따라 발기부전의 정도도 다양하게 나타납니다.

남성에게 척수 신경 손상이 오게 되면 이전의 왕성하고 적극적이었던 삶에 상당한 제약이 따르게 되며 거기에 더해 발기력마저 필요할 때 반응하지 않는 경우가 많습니다. 만약 그가 정상적인 성관계가 다시 가능해진다면 배우자와의 관계는 매우 호전될 수 있을 것이며 환자의 삶의 질은 크게 좋아질 것입니다. 발기부전에 대한 치료가 환자에게 '온전하지 않은 남성'의 이미지, 우울함 및 가족의 심리적 부담감을 덜어 줄 수 있을 것입니다.

신경기능 장애

신경기능 장애는 신경의 손상으로 인해 발생하는 질환입니다. 그 예로는 신경병증, 만성 알코올 중독, 다발성 경화증, 근이양증, 소아마비, 수술로 인한 손상 혹은 루게릭 병(운동신경이 파괴되는 질환)이 있습니다. 신경기능 장애로 인한 발기부전의 가장 흔한 원인은 당뇨입니다.

이러한 신경기능 장애로 인한 발기부전 역시 경구용 치료제, 자가 주사요법 혹은 음경 임플란트 삽입술로 치료할 수 있습니다.

신장 질환

신장은 전신의 혈액을 걸러 주는 필터 역할을 하는 장기입니다. 모든 약과 영양소, 호르몬 혹은 어떠한 성분이라도 혈액 내에 유입된 것은 신장을 거쳐 가게 됩니다. 신장 기능이 망가지게 되면 원래 걸러져서 소변으로 배설되어야 하는 독소나 노폐물들이 혈류를 타고 계속 돌게 되어 발기부전이 생길 수 있습니다.

체외 신장 투석기는 1960년대 초반에 개발되었습니다. 신부전 환자의 혈액을 체외에 있는 투석기를 통해 걸러 주는 기계로 신장의 기능을 대신해 주는 인공 신장으로 보시면 되겠습니다. 이 인공 신장은 환자의 혈액 내에 있는 노폐물, 독소 및 불필요한 성분들을 걸러내고 과도하게 축적된 수분을 제거하는 역할을 합니다. 이렇게 투석을 하게 된 남성들은 대부분 발기부전이 생깁니다. 이렇게 되는 원인으로는 기계에 의존해야 한다는 것으로 인한 감정적인 스트레스나 투석으로 인한 혈액 성분 변화(실제로 남성 호르몬 레벨이 감소하게 됩니다) 및 심한 피로감으로 인해 성욕이 감소하는 것 등이 있습니다. 우리나라의 경우 대부분 투석 환자들이 당뇨 합병증으로 생긴 신부전이기 때문에 발기부전이 동반된 경우가 대부분입니다.

투석 환자의 삶의 질은 매우 낮습니다. 다행히도 신장 이식이 국내에서 많이 이루어지고 있으며 신장 이식 후에는 발기부전이 호전되어 성기능을 되찾는 환자가 많습니다. 하지만 신장 이식 후에도 발기부전이 지속되는 경우도 적지 않습니다. 투석 중이거나 신장 이식을 받은 환자들 역시 근본적인 치료법인 팽창형 임플란트 수술을 통해 발기부전을 완치할 수 있습니다.

제4장

심리학적 원인과 심리 상담

"간헐적으로 발생하는 신체적 발기부전은 불안 장애를 유발하고 이로 인해서 발기가 안 되거나 유지되지 않는 상황이 고착될 가능성이 증가합니다."

- 정신과 전문의 W. Moore -

"환자들은 종종 상담 받기를 정말 잘했다고 하며 오랫동안 혼자서 고민한 것에 대해서 후회합니다."

- 성 심리 치료사 D. Junot -

"당신의 발기부전은 목숨을 위협하는 암이나 당뇨, 전립선 수술 혹은 척추 수술이 부부에게 미치는 악영향과 비슷한 수준입니다. 부부 관계가 한쪽의 질병이나 신체의 이상으로 인해 큰 스트레스를 받게 되면 상담 치료가 큰 도움을 줄 수 있습니다."

- 성 심리 치료사 Susan Goldstein -

환자 사례

심철진(가명) 남 56세

저는 평소 건강하다고 생각하고 지냈습니다. 당뇨나 혈압도 없고 등산을 좋아해서 체중도 정상이고 활동적이라 사람들도 많이 만나며 모임을 즐겨 하는 편이었습니다. 발기부전이 시작된 건 대략 5년 정도 전인데 처음에는 피곤해서 그렇겠지 하고 생각했는데 이게 약을 먹을 때만 좋아지고 계속 반복되는 것이었습니다. 약에 의존해서 그런가 싶어서 운동을 더 열심히 하면서 약을 중단했는데 1년 정도 그렇게 했어도 별로 효과가 없었습니다. 그 후로 아닌 줄 알면서도 왠지 뒤에서 누군가가 "저 친구 그게 안 된대."라고 수군거리는 것 같았고 이전에는 별 생각도 안 들던 여자 동창들을 만나는 것이 심하게 거북했습니다. 제일 큰 문제는 집사람이랑 생겼습니다. 처음에는 미안한 마음이 들었지만 시간이 지날수록 간혹 집사람이 핀잔을 주는 게 꼭 그것 때문에 그러나 싶어서 스스로 초라해지고 괴로웠습니다. 최근엔 그나마 약도 듣지 않게 되었습니다. 정말 마지막이다 싶은 심정으로 찾아와 봤는데 제게도 방법이 있을까요?

발기부전으로 고민하는 환자들은 성기능 장애가 복잡한 문제를 동반하는 경우가 많고 그 치료 또한 간단하지 않을 것 같다고 말하는 경우가 많습니다.

발기부전으로 인한 불안감 및 자신감의 상실은 우울증으로 이어지는 경우가 많습니다. 그러한 이유로 신체적 원인에 의해 시작한 발기부전이더라도 많은 의사들과 심리 치료사들은 발기부전의 병인을 '복합적 요인'(심리적인 문제와 신체적 문제가 동시에 존재함)으로 생각하고 있습니다.

그 원인이 심리적이든 신체적이든 남성은 발기부전에 대해서 감정적인 반응을 보이게 됩니다. 발기부전이 악화되는 것은 첫 시도에 실패한 경험으로 인해 수행 불안 장애가 발생하였기 때문입니다. 하지만 사실 잘 들여다보면 발기부전의 원인이 술을 너무 많이 마셨거나 감기에 걸렸거나 혹은 특정 파트너에 대해서 스트레스를 받기 때문일 수 있는데 말입니다. 간혹 발기가 너무 오랫동안 지속되는 경우(음경 지속 발기증 부분을 참조하세요)는 아드레날린(혈관 수축제)이란 약물을 음경에 직접 주사하여 억지로 발기가 소실되도록 해야 합니다. 이 아드레날린이 남성이 자신의 발기력에 대해 걱정하기 시작하면 엄청나게 분비되기 때문에 걱정 그 자체가 발기부전을 유발할 수 있습니다.

관계 시도를 실패한 후 파트너와의 관계에서 감정적인 불화가 발생할 수 있고 이는 종종 악순환을 돌게 되는 시작점이 됩니다. 몇몇 경우에선 이 문제에 심한 집착증을 보이기도 합니다. 걱정은 불안 장애로 이어질 수 있습니다; 불안 장애는 음경 신경의 기능을 악화시키며 아드레날린과 노르아드레날린 등의 다양한 스트레스 호르몬 분비를 크게 증가시키고 이는 발기력을 약화시키게 됩니다. 몸과 마음은 별개가 아니기 때문에 결국 정신적인 스트레스가 발기력에 영향을 미치게 됩니다.

심리 상담은 여러 목적을 가지고 시행하게 됩니다. 첫째 목표는 성관계 수행 능력에 대한 스트레스와 불안감을 줄여 주는 것에 있습니다. 그 외 다른 감정적인 장애들을 밝혀내어 극복할 수 있게 도와줍니다.

위 사례의 환자는 팽창형 임플란트 수술을 선택하였고 평소 건강하였기 때문에 수술 후 회복 경과는 상당히 좋았습니다. 수술 후 6개월이 지나서 진료실에서 뵌 얼굴은 그 전 얼굴과는 판이하게 다른 편안한 표정으로 이전에 느껴졌던 불안함과 괴로움은 찾아보기 어려웠습니다. 몸과 마음은 결코 별개가 아니란 것을 잘 보여 주는 사례라고 생각합니다.

발기부전의 심리학적(정신과적) 원인

아래와 같은 다양한 심리학적 원인들이 발기부전을 유발하거나 그 기전에 기여할 수 있습니다.

- 우울증
- 분노
- 종교적인 이유

- 부정적인 신체상(자신의 육체에 대한 자신감 결여)
- 성적 성향의 장애
- 노화에 대한 걱정
- 임신에 대한 걱정
- 이혼 후 새로 만난 배우자나 배우자와의 사별
- 정상 노화 과정에 대한 인식 부족

우울증

우울증은 우울함과 집중 장애에 더해 기력 및 성욕을 저하시킬 수 있습니다. 우울증이 심해지면 발기가 유지되지 않거나 전혀 되지 않을 수도 있습니다.

우울증으로 인한 발기부전의 경우 많은 환자들이 진퇴양난의 상황을 겪게 되는데 우울증 자체가 발기부전을 유발하는 것도 있지만 우울증을 치료하기 위해 사용하는 약물들 또한 발기부전을 유발하기 때문입니다. 질환들이 겹쳐 있을 경우 치료 원칙은 항상 더 심각한 문제부터 해결해야 한다는 것입니다. 발기부전은 죽고 사는 문제가 아니지만 심한 우울증은 자살과 같은 심각한 상황에 이를 수도 있기 때문에 꼭 치료해야 합니다. 우울증의 경우 약물 치료와 심리 치료 모두 필요한 경우가 많습니다.

그러나 항우울제의 복용으로 인해 발기부전을 경험하고 있다면 이에 대해서는 담당 의사와의 상담 그리고 비뇨기과 전문의와의 진료가 필요합니다. 다른 종류의 항우울제로 바꿔서 복용하거나 발기부전을 치료할 수 있는 다른 약을 추가로 복용하는 것이 도움이 될 수 있기 때문입니다.

많은 경우 남성들은 **성기능을 회복**하면 **그 자체로 자존감의 회복**에 도움을 주어 **우울증이 호전**됩니다. 우울증에 걸리기 전에 성적으로 매우 활발하고 성생활을 즐겼던 환자의 경우 성기능의 회복을 원한다면 그것은 우울증이 호전되고 있다는 것에 대한 반증입니다.

남성의 자아상이 우울증과 대인 관계 문제의 원인이 되는 경우도 많습니다. 불안정한 자아상으로 인한 스트레스는 특히 20~30대 남자들에게서 흔한 문제입니다. 이 나이 또래의 남자들은 타인이 자신을 어떻게 생각하는가에 대해서 굉장히 걱정할 수 있습니다. "그녀는 나를 어떻게 생각할까?" "내가 그녀에게 최고의 연인일까?" 남자들이 이런 걱정을 하게 된다면 발기가 되었다가도 금방 시들게 될 것입니다.

제 진료 경험상 60대 환자분들 중에서 정신과 치료를 받을 정도는 아니지만 본인도 모르게 경도의 우울증을 겪는 발기부전 환자들을 자주 접합니다. 이야기를 들어 보면 우리나라에서 60대가 되면 이제 직장에서 은퇴를 생각하게 되는데 그 여파로 가정에서의 입지도 좁아지는 것 같고 몸도 예전 같지 않은데 발기부전까지 겪으니 속이 많이 상한다고 하시는 경우를 자주 봅니다. 특히 이런 경우 실제로 당뇨나 고혈압이 최근에 조절이 좀 잘 안 되니 주치의에게 주의하라고 들었다 하시는 환자분들이 많습니다. 앞서 언급한 것처럼 스트레스 호르몬은 혈압과 혈당 조절을 어렵게 만드는 이유 중 하나입니다. 이런 환자분들을 팽창형 임플란트 수술을 받고 난 6개월 뒤에 만나 보면 분위기가 상당히 많이 바뀌어 있는 것을 볼 수 있습니다. 혈당과 혈압 그리고 체중도 관리가 잘 된다고 하시는 경우를 종종 봅니다. 이런 경험으로 미루어 보아 저자는 앞서 언급한 것처럼 몸과 마음이 별개가 아니기 때문에 발기부전의 치료는 단순한 신체적 질환에 대한 치료가 아니라 삶의 질 개선을 위한 치료로 생각해야 하는 이유가 아닐까 생각합니다.

스트레스, 불안 장애 그리고 분노

스트레스는 신체적으로나 감정적으로 몸이나 마음의 긴장을 발생시키는 모든 요소들을 지칭합니다. 스트레스는 직장이나 건강, 재정적인 문제, 가족과의 불화, 사랑하는 사람과의 사별 등 다양한 원인들로 인해 발생할 수 있습니다. 흥미롭게도 한 사람의 인생에 긍정적인 영향을 주는 변화로 볼 수 있는 이사, 개인적인 목적의 성취, 휴가 또는 승진 또한 스트레스가 될 수 있습니다. 스트레스는 축적될 수 있으며 스트레스가 긍정적이거나 부정적인 신체적 반응을 유발한다는 것은 이미 입증되어 있습니다. 겪는 스트레스가 더 많아진다면 더 많은 신체적인 긴장을 경험하게 될 것이며 그로 인해 발기부전을 포함한 육체적 질환이 발생할 가능성이 높아지게 됩니다. 적당한 정도의 스트레스는 우리의 삶에 활력을 주지만 지나친 스트레스는 몸에도 부정적인 영향을 미치게 됩니다.

종교적인 이유, 성에 대한 회피(금욕 생활), 아동 학대

성을 금기시하는 경향은 여러 가지 경험들에 의해 발생할 수 있습니다. 종교적으로 철저한 집안에서 성은 잘못된 것이라거나 부끄러운 것으로 교육을 받은 경우 성인이 되어서도 자신의 성욕을 불경스러운 것으로 생각하며 억누르게 됩니다.

만일 남성이 유아기나 청소년기에 강제로 성추행이나 성폭행을 당한 경험이 있다면 그는 그 기억에 대해서 다른 이와 이야기하는 것을 극도로 꺼릴 수 있습니다. 만일 그런 경험에 대한 이야기를 한다면 다른 사람들에게 비웃음을 사거나 사회적으로 고립

될 것에 대해서 심각하게 걱정할 것이기 때문입니다. 그러나 아동 학대를 당한 피해자들의 경우 그 경험에 대해서 심도 있는 심리 상담을 받아서 그 경험에 대한 부정적인 감정 반응이 해결되기 전에는 문제 해결이 어렵습니다.

성 심리 치료사들에 의해 밝혀진 또 다른 사실은 과거에 좋지 않았던 성경험으로 인해 현재 성관계를 즐기기 어려워질 수 있다는 것입니다. 이는 첫 상대자가 매춘녀였던 남성들에서 비교적 흔하게 찾아볼 수 있습니다. 많은 경우 선배들이 '생일 선물'이라며 준비한 상황이 도움을 주거나 즐겁기보다는 상황 자체에 대한 모욕감을 느끼거나 불편함을 느껴 성관계가 즐겁지 않았기 때문에 그 첫 경험이 낙인효과를 보여 이후의 성경험에서도 즐거움을 찾기 어려울 수 있습니다.

새로운 연인

배우자와 사별한 남성은 새로 연애를 시작하는 것에 엄청난 슬픔과 죄책감을 느낄 수 있습니다. 비근한 예로 최근 이혼한 남성은 새로운 연인과 친밀감이 높아지면 이전 관계에서 생긴 '감정적인 부담'이 연계되어 관계에 대해 매우 불안해지는 경향이 있습니다.

또한 남성들이 관계에 있어 자신보다 적극적인 여성과 교제하는 경우 그녀를 만족시키지 못하면 자신의 남성성을 그녀가 의심할까 봐 걱정하게 됩니다. 이런 감정적인 부담으로 인해 발기력에 악영향을 끼치는 경우가 많습니다.

저자의 경험으로 보면 40대에 결혼을 준비하거나 50대 이후에 재혼을 생각하는 발기부전 환자들의 경우 팽창형 임플란트 수술을 선택하는 경우를 자주 보게 됩니다. 이는 저자의 진료 형태가 발기부전 수술에 특화된 곳이라 그럴 수도 있지만 결혼에서 성기능이 중요한 부분을 차지한다는 것은 나이와 상관없는 것 같습니다. 그리고 젊은 20~30대 환자들의 경우 결혼 전 발기부전을 어떤 식으로든 해결했다면 부부 관계에 큰 문제가 없었지만 결혼후 남편이 해결하려는 의지가 없으면 결혼 관계가 지속되지 못하는 경우를 자주 볼 수 있었습니다. 다른 질환들처럼 발기부전도 결혼 전에 해결하는 것이 좋다고 생각합니다.

악순환의 고리

남녀 관계에 문제가 생기면 그로 인해 성관계에도 문제가 생길 것이며 그 자체로 인해 남녀 관계는 더욱 악화될 것입니다.

마찬가지로 우울증이 발생한다면 그로 인해서 성기능 장애가 발생할 것이며, 성기능 장애와 우울증은 서로 그 증상을 더욱 악화시키게 됩니다.

수행 불안 장애 또한 위와 같은 형태의 악순환의 고리를 도는 발기부전을 유발할 수 있습니다. 발기가 되지 않아 부부관계를 할 수 없을 것이라고 스스로 불안해하는 것으로 인해 스트레스가 증가하고 그로 인해 발기력이 점차 악화되는 것입니다. 사람이라면 그 누구도 자신이 없는 것을 피하기 마련이며, 이렇게 피하는 상황 자체가 더욱 의기소침하게 만들 것입니다.

이러한 악순환의 고리는 가장 문제가 되는 부분 혹은 가장 치료가 쉬운 부분을 공략해서 그 고리를 끊어 내는 것이 가장 중요합니다. 그냥 두면 시간이 갈수록 악화되기 때문입니다.

성공적인 발기부전 치료 후 발생할 수 있는 남녀 관계의 문제

남성이 발기부전 치료를 받고 완치되었다고 하더라도 남녀 관계의 문제가 그것만으로 즉시 해결되는 것은 아닙니다. 오랫동안 관계를 가지지 않은 남녀 사이에서는 그로 인한 분노나 좌절감이 생겨 마음에 쌓여 있는 경우가 많습니다. 남녀 모두 서로가 성생활에서 어떤 것을 원하고 기대하는지에 대해 허심탄회하게 알아볼 필요가 있습니다.

남성이 발기부전에 대해 어떠한 치료 방법을 선택할지에 대해 자신의 파트너와 상의하는 것은 여러 면에서 매우 좋은 생각입니다. 이렇게 치료 후 발기력을 되찾은 남성의 경우 자신의 신체적 변화가 파트너의 감정 및 신체적인 부분에 미치는 영향에 대한 세심한 배려를 할 필요가 있습니다.

이 단계에서는 역시 남녀 간의 대화가 가장 중요한 역할을 하게 됩니다. 남성의 신체적인 문제가 '해결'된 이후라도 남녀 사이의 감정의 앙금에 대해서는 종종 전문가의 도움이 필요할 수 있습니다.

신체에 대한 치료로 심인성 원인(낯가림) 교정

익숙한 파트너와의 관계는 문제가 없는데 처음 만나는 파트너와의 발기부전을 호소하는 환자들이 종종 있습니다. 이 경우 저는 낯가림이 있다고 표현하는데 말 그대로 파트너가 익숙해지면 발기부전이 사라지기 때문입니다. 이 경우 초반에만 잠시 발기부전 치료제의 도움을 받으면 큰 문제없이 지내는 경우가 대부분입니다.

진공 압착 기구 또한 도움을 줄 수 있습니다. 기구를 적절히 사용하고 치료 목적의 재활 운동을 시행한다면 발기 조직을 다시 건강하게 하는 데 도움을 줄 수 있습니다. 제대로 사용한 남성들의 경우 종종 야간 음경 발기가 회복되고 '원할 때' 기구 없이도 발기가 될 수 있습니다. 특히 경도의 혈관 질환이 불안 장애에 의해 악화된 경우 기구를 통한 치료는 효과가 좋습니다. 이렇게 치료 효과가 좋은 사람들의 경우 수차례 치료로 약이나 주사의 도움 없이도 발기력이 회복되었다는 것을 느끼게 되고 매우 행복해합니다.

제5장

발기부전의 진단

"발기부전이 완치되고 난 후 나는 다른 남성들에게 발기가 조금이
라도 잘 안되면 의사를 찾아가 진료를 보라고 권하고 있습니다. 비
뇨기과를 방문하는 것보다 파트너 앞에서 실패하는 것이 훨씬 부끄
럽거든요."

- 김○○ 씨, 63세 -

"비뇨기과 진료를 늦게 찾게 된 원인은 이것이 심리적인 원인이라
고 생각했기 때문입니다."

- 최○○ 씨, 48세 -

환자 사례

오영진(가명) 남 57세

당뇨는 약 7년 전에 진단받고 먹는 약으로 조절 중인데 운동을 열심히
해서 혈당은 잘 유지되고 있습니다. 다른 건 아직 다 괜찮은데 간혹 일

년에 한두 번 발기가 잘 안 되는 경우가 있습니다. 친구가 먹어 보라고 준 약을 쓰면 효과가 확실히 있지만 거의 대부분 문제없이 성관계가 가능한 상태라서 먹는 약을 꼭 써야 하는가 의문입니다. 저도 발기부전인가요?

거의 모든 남성은 일생에 한두 번 정도 발기가 되지 않거나 약한 경험을 하게 됩니다. 간헐적인 발기부전은 불안 장애, 술 혹은 피로에 의해 발생할 수 있습니다. 일시적 발기부전은 대부분 그냥 지나가기 때문에 치료가 필요하지 않습니다. 그러나 발기부전이 3개월 이상 지속된다면 만성 발기부전으로 판단하고 병원에서 치료를 받아야 합니다. 그러므로 위 사례의 환자는 발기부전은 아니라고 할 수 있습니다.

만성 발기부전이란 일정 기간 이상 발기가 되지 않거나 성관계에 충분하게 유지하지 못하는 것을 지칭합니다. 미국에서는 3천만 명에 달하는 남성들이 겪고 있는 질환이며 국내에서도 전 성인 남성의 30%가량이 경험하는 흔한 질환입니다. 이들 중 95% 이상의 환자들은 신체적인 이유로 인해 발기가 되지 않습니다. 예전 의사들이 생각하던 것처럼 '마음의 병'은 아닌 것입니다.

30년 전만 하더라도 의과 대학에서 발기부전은 '마음의 병'이라고 의사들에게 가르쳤습니다. 팽창형 임플란트의 개발 이후 의학

연구자들은 이토록 환자의 삶에 악영향을 미치는 질환에 대해서
의사들이 충분한 치료를 제공하지 못하고 있었던 것을 알게 되었
습니다. 또한 의사들은 발기부전이 심리적인 원인으로 발생하기
보다는 신체적인 원인에 의해서 발생한다는 것도 밝혀낼 수 있었
습니다. 저자의 경험상 발기부전의 원인을 찾아 완치한 경우가
전체의 95%에 이릅니다.

심인성, 신체적 원인이 동반된 발기부전

발기부전의 시작은 신체적인 것이지만 발기부전 자체에 대한
걱정으로 인해 병이 훨씬 악화되게 됩니다. 또한 많은 환자에서
발기부전은 일정하지 않은 병의 경과를 보입니다. 어떤 날은 발
기가 잘 되다가 어떤 날은 발기가 전혀 되지 않는 경우도 있습니
다. 또 다른 날에는 오르가즘에 이르기 전에 발기력이 소실되는
경우도 있습니다. 한 환자에서도 발기부전은 다양한 양상을 보일
수 있으며 이를 심리적인 이유로 발생하였다고 보기는 어렵습니
다.

증상이 일정하지 않다고 하여 이런 환자들을 '정신적' 질환이
라고 바로 진단해서는 안 됩니다. 사실 이런 증상을 보이는 환자
들 중 많은 수에서 조기 동맥 경화증이 발병한 것일 수도 있습니

다. 우리 몸의 컨디션은 사실 동맥 기능에 영향을 받는 것이기 때문에 발기부전 증상도 음경 동맥 기능의 변화가 있어서 이런 변화가 있는 것으로 봐야 합니다. 애석하게도 이렇게 발병한 발기부전으로 인해 수행 불안 장애가 생겨 발기부전은 더욱 악화됩니다. 환자는 끊임없이 "내가 잘할 수 있을까?"에 대해서 고민하게 됩니다. 이런 경우 환자가 심리적으로 심하게 위축되는 것은 어찌 보면 당연한 결과입니다.

이렇듯 심인성, 신체적 원인이 동반된 발기부전은 매우 흔하게 볼 수 있습니다. 희소식은 이런 발기부전 환자들의 경우 치료 반응이 매우 좋다는 것입니다.

심인성 발기부전을 시사하는 증상들

(아래의 질문 중 하나라도 "예."라는 대답이 있다면 심인성 발기부전의 가능성이 높습니다.)

- 성관계 시 조루로 인한 어려움이 있습니까?
- 새벽이나 밤중에 완전 발기가 되는 경우가 있습니까?
- 구강 성교나 음경의 애무를 통해서 완전 발기가 가능하십니까?
- 자위 시에 완전 발기가 가능하십니까?

- 파트너에 따라 발기력이 다르십니까? 다른 사람과 관계할 때
  는 완전 발기가 되지만 그 사람과의 관계에서만 발기 부전이
  생기나요? 그 관계가 반복되어도 발기력이 지속되나요?
- 최근 주 성관계 파트너와의 관계에서 문제가 발생한 적이 있
  으십니까?

신체적 발기부전을 시사하는 증상들

(아래의 질문 중 하나라도 "예."라는 대답이 있다면 신체적 발기
부전의 가능성이 높습니다.)

- 수술 후 발생한 발기부전인가요?
- 관계 시작 때는 발기가 되지만 유지가 어려우신가요?
- 당뇨를 앓고 계십니까? 당뇨에 대한 검사를 받아 보셨나요?
  당뇨의 가족력이 있으신가요?
- 최근 3개월 동안 야간 음경 발기나 새벽 발기가 전혀 없으셨
  나요?
- 발기부전을 유발하는 약을 드시고 계신가요?
- 발기 시 음경의 형태나 각도가 바뀌거나 만곡증이 발생하였
  나요?

- 음경 피부 밑에 종물이 새로 생겨서 만져지나요?
- 동맥 경화의 증상이 있으신가요?
- 나이가 50세 이상이신가요?

발기부전의 원인 찾기: 진단 보조 검사

◇ 신체 검사

발기부전의 다양한 원인들을 찾기 위한 수많은 검사들이 존재하지만 사실 대부분의 환자들은 그렇게 많은 검사가 필요하지 않습니다. 많은 경우 세심한 병력 청취, 면밀한 신체 검사와 몇 가지 혈액 검사를 통해 그 원인을 찾을 수 있습니다. 일차 진단이 내려지면 환자는 추가적인 검사를 받거나 치료를 진행하는 것에 대해 결정할 수 있게 됩니다. 저자의 진료 경험을 보면 거의 대부분의 환자들은 진료와 신체 검사를 통해 진단이 가능합니다.

만일 추가적인 검사가 필요하다면 다음의 검사들이 환자들에게 도움을 줄 수 있습니다.

◇ 야간 음경 발기 검사(Nocturnal Penile Tumescence)

발기부전이 없는 정상 남성의 경우 야간 수면 중 얕은 잠을 자는 기간(부활 수면, 賦活睡眠) 동안 수차례의 발기가 이루어집니다. 밤에 소변을 보러 가기 위해 깨는 것은 이렇게 얕은 잠을 자는 기간(이 기간 동안 안구가 빨리 움직이는 것이 관찰되어 Rapid Eye Movement, REM 수면이라 칭합니다) 동안 일어나게 됩니다. 서양에서는 방광이 차서 발기가 되는 것으로 착각하여 이를 '요급 발기'라고 부르기도 합니다. 우리나라에선 대부분 새벽 발기로 통칭해서 부르게 됩니다. 일부 비뇨기과에는 환자가 집에 가져가서 자신의 발기부전이 얼마나 심한지 측정할 수 있는 기계가 있습니다. 이 기계를 통한 검사 후 그 결과를 통해 야간 음경 발기의 유무를 측정하여 어떠한 치료가 가장 효과적인지 예측할 수 있습니다. 국내에서는 주로 법적인 문제나 산재 진단을 받는 경우에 이 검사를 사용하게 됩니다.

◇ 방광 내시경

방광 내시경은 비뇨기과에서 가장 흔히 하는 검사 중 하나로 가늘고 부드러운 내시경으로 요도, 전립선 및 방광에 비뇨기과적인 문제가 있나 검사하는 것입니다. (예를 들어 전립선 비대나 전립선 암 같은 질환) 최근 빈뇨와 급박뇨 등의 하부요로증상이 발기부전과 관련이 있다는 사실이 밝혀졌습니다. 이 결과를 바탕으로 2011년 10월 미 식약청은 전립선 비대로 인한 하부요로증상과 발기부전의 동시 치료에 저용량 시알리스®(Cialis)의 매일 요법을 공식적인 치료법으로 인정했습니다. 한국 식약청도 이에 대해

2012년 5월 비보험으로 허가했습니다.

방광 내시경은 고령의 환자에서 발기부전 수술 전에 시행하는 경우가 있는데 수술 전에 요도협착, 전립선 폐색이나 방광 내 감염과 같은 수술 후 합병증을 일으킬 수 있는 질환들이 있을 가능성이 높은 경우 미리 확인해야 하기 때문입니다.

◇ 음경 발기 유발 검사

프로스타글란딘 E1을 비롯한 몇 가지 약물을 음경 해면체에 직접 주사할 경우 음경 해면체 내 평활근의 이완과 음경 동맥의 확장을 유도하여 발기가 되기 때문에 이를 통해 발기부전에 대한 검사가 가능합니다. 주사제의 용량에 비례하여 발기력이 증가하기 때문에 반응한 약물의 농도를 기준으로 발기부전의 중증도를 알 수 있다는 장점이 있습니다. 만일 이 주사제에 발기가 되지 않는다면 다음에 기술하는 문제들 중 하나에 해당하게 됩니다:

- 음경 동맥의 심한 폐색
- 심한 음경 정맥 누출로 음경 해면체 내부의 혈액을 유지할 수 없는 경우

만일 혈관 질환이 심하지 않은 경도의 발기부전이라면 주사제에 반응하여 발기가 될 것이며 이를 치료법으로 사용할 수도 있

을 것입니다.

주사제는 음경 말초 신경계나 중추 신경계를 거치지 않고 음경에 바로 작용하기 때문에 심인성 발기부전이나 말초 신경병증에 의한 발기부전을 감별하는 데 좋은 진단법입니다. 이후 7장에서 발기부전 자가 주사 요법에 대해 심도 있게 설명 드리겠습니다.

◇ 음경 도플러 검사

이 검사는 초음파 장비를 사용하여 비침습적으로 음경 동맥 및 정맥의 혈류를 직접 측정하게 됩니다. 발기유발주사 전후의 혈류를 측정하여 비교하는 것으로 검사는 완료됩니다.

동맥 경화가 일어나게 되면 혈관이 확장하는 기능이 감소하게 되고 이로 인해 발기 강직도가 떨어지거나 발기가 유지되지 않게 됩니다. (결과적으로 삽입이 어렵게 됩니다) 이와 비슷하게 정맥 누출 역시 완전한 강직도를 보이는 발기가 되지 않게 됩니다. 음경 도플러 검사는 조영제 주사나 혈관 조영술과 같은 침습적인 검사를 하지 않고도 이러한 질환들을 진단해 낼 수 있습니다. 이러한 이유로 음경 도플러 검사는 침습적인 검사들에 비해 큰 장점이 있습니다.

또한 음경 도플러 검사를 통해 경구용 치료제나 주사제에 대한 환자의 반응을 예측할 수 있습니다. 저자의 경우 20~30대 환자들에게 발기부전이 있을 때 예후를 알아보기 위해 시행하곤 합니다. 35세 이상의 환자에서는 검사 결과에 상관없이 치료가 정해져 있기 때문에 잘 시행하지 않습니다.

◇ 혈액 검사

발기부전은 여러 대사 질환이나 내분비계(호르몬)의 이상으로 유발될 수 있습니다. 당뇨, 고지혈증, 남성 호르몬(테스토스테론) 부족 등이 가장 흔한 원인들입니다. 발기부전 환자(특히 젊은 환자)에게는 다음과 같은 검사들을 고려할 수 있습니다:

• 혈당 검사 또는 경구 당부하 검사를 통한 당뇨 검사
• 성욕에 중요한 남성 호르몬(테스토스테론)에 대한 검사로 남성 호르몬이 조금만 감소되어 있어도 발기력은 매우 약해질 수 있습니다. 남성 호르몬의 결핍이 심한 경우 다른 질병들(당뇨, 고혈압, 고지혈증, 골다공증)도 악화될 수 있습니다.
• 유선자극 호르몬(프로락틴, Prolactin)에 대한 혈액 검사로 뇌하수체 종양에 대한 검사를 시행할 수 있습니다. 이 양성 종양은 유선 자극 호르몬을 과도하게 생산하여 남성 호르몬의 기능을 억제하게 됩니다. 장기간 유선 자극 호르몬이 과생성되면 수염이 감소하고 여성형 유방증이 생기며 고환이 작아질 수 있습니다. 타가메트®(흔히 쓰는 위산 억제제)와 같은 약들 또한 유선 자극 호르몬을 높일 수 있습니다.

- 갑상선 호르몬 검사로 갑상선 기능에 대해서 검사할 수 있습니다. 갑상선 호르몬 부족이나 갑상선 기능 저하증은 발기부전을 유발할 수 있기 때문입니다.
- 간기능 검사를 통해서 알코올 중독으로 인한 발기부전이나 간기능에 영향을 미치는 다른 질환 유무를 검사할 수 있습니다.
- 여성 호르몬, 난포 자극 호르몬, 황체 호르몬(Estrogen, Follicle Stimulating hormone, Luteinizing Hormone 등 성선계 호르몬)에 대한 검사를 통해 성선 내분비계의 이상을 검사할 수 있습니다.

◇ 수면 검사

심인성 발기부전의 가능성 유무를 진단하는 좋은 방법 중의 하나는 바로 수면 중 발기 여부를 측정하는 것입니다. 수면 중 발기가 된다면 발기부전이 질환으로 인한 것이라기보단 심인성일 것입니다. 이 검사는 환자에게 야간 음경 발기 검사 기계를 가지고 집에 가서 자가 측정하게 하는 것으로 시행할 수 있습니다. 젊은 환자에서 원인 불명의 발기부전이 있는 것과 같이 진단이 어렵거나 법률적인 문제가 있는 경우 이 검사를 통해 음경 발기 횟수나 강직도를 측정한 결과를 해석하여 정확한 진단에 도움을 줄 수 있습니다.

경우에 따라 환자의 뇌파도 같이 검사하여 발기가 일어나는 시기가 환자의 수면 리듬(REM 수면)과 맞는지 확인할 수도 있습니다. 간호사나 검사자가 수면 기간 동안 환자의 강직도를 확인하며 수치로 기록하여 정확한 진단에 도움을 줄 수 있습니다.

자가로 시행해 볼 수 있는 간단한 방법은 자기 전에 얇은 종이로 음경 둘레를 팽팽하게 묶어 두는 것입니다. 만일 야간 음경 발기가 활발하다면 아침에 일어났을 때 종이가 찢어져 있을 것이고 아니라면 종이가 그대로 묶여 있을 것입니다.

◇ 동맥 조영술

음경 해면체를 지지하는 동맥들의 기능을 좀 더 정확히 측정하기 위해서 동맥 조영술을 시행할 수 있습니다. 이 검사는 음경으로 가는 굵은 동맥에 조영제를 주사하여 음경을 지지하는 동맥들로 혈류가 가는 것을 X-ray 기기를 통해 직접 볼 수 있습니다. 초음파보다 더 정확하지만 훨씬 고가이며 합병중도 만만치 않습니다. 이 검사는 음경으로 가는 혈관이 손상되는 외상을 입은 젊은 환자들에게만 시행하고 있습니다.

대부분의 혈관성 발기부전 환자들은 음경의 미세 동맥의 경화로 인한 손상이 발기부전의 주원인이며 병의 원인이 미세 동맥이라 혈관 재건술의 대상이 아닙니다. 그렇기 때문에 대부분의 환자에서 동맥 조영술은 시행하지 않습니다.

◇ 음경 해면체 조영술

이 시술은 특수한 X-ray 기계를 이용하여 음경 해면체에 대한 검사를 하게 됩니다. 양쪽 음경 해면체에 조영제를 주사한 후 X-ray 촬영을 시행합니다. 여기에 기술된 다른 검사들과 마찬가지로 이 검사 결과에 따라 환자의 치료법이 바뀌는 것은 아닙니다. 음경 해면체 조영술은 평생 발기부전이었던 환자에게만 도움을 줄 수 있습니다. 이 환자들의 경우 정맥 기형으로 인해 생긴 발기부전일 가능성이 높으며 음경 해면체 조영술을 통해 비정상적인 정맥 구조가 확인되면 그 환자에게는 정맥 결찰술이 도움이 될 수 있기 때문입니다. 현재 정맥 결찰술은 매우 드물게 시행되고 있는데 이는 시술로 효과를 볼 수 있는 환자가 극히 적기 때문입니다.

◇ 음경 진동각 검사(음경 예민도 측정)

음경 진동각 검사는 신경의 기능 이상을 진단하는 간단한 검사입니다. 신경을 자극하는 특수한 전류를 생성하는 기구를 이용하여 음경 피부가 어느 정도의 감각 자극에 반응하는지를 측정하게 됩니다. 음경 피부가 비정상적으로 반응도가 낮다면 신경 이상을 의심할 수 있고 이럴 경우 좀 더 심도 있는 검사를 시행하여야 합니다. 당뇨성 발기부전 환자와 알코올 중독으로 인한 신경병성 발기부전 환자의 경우 음경 피부 감각의 이상이 많습니다. 혹은 조루 증상이 심한 환자에게서 조루의 원인이 음경 피부 감각이 이상인지 중추 신경의 이상인지 확인해 볼 때에도 유용하게 사용할 수 있습니다.

Part III

발기부전의 치료

제6장

━━━━━━━━━━━━━━━━━━━━━━━━ ⊝◐◑⊝

진공 압착 기구

"진공 압착 기구는 발기부전에 대해 안전하고 즉각적인 해결을 도와줄 수 있습니다. 대부분의 남성은 기구 사용법을 배운 바로 그날부터 사용할 수 있습니다. 하지만 기구에 대한 치료 만족도가 50%가 채 되지 않는다는 단점이 있습니다."

- 성 심리 치료사 Dan Judson, LPC -

┌─ 환자 사례 ─

이금하(가명) 남 62세

저는 비교적 건강한 편으로 여타 지병은 없고 최근까지 성관계에 무리가 없었습니다. 3개월 전에 여자친구와 관계 중에 갑자기 발기가 소실되는 것을 느꼈고 인근 비뇨기과에서 발기부전에 대한 먹는 약을 처방받아 복용하였습니다. 복용하고 나서 정말 큰일이 나는 줄 알았습니다. 갑자기 모든 사물이 푸른색으로 보이기 시작하면서 두통과 속쓰림, 가슴 두근거림 등 약효가 끝날 때까지 너무 괴로웠어요. 현재 새벽 발기는 여전히 잘되고 성관계를 시도하면 되는 경우도 있고 아닌 경우도 있습니다. 경구약은 다신 복용하고 싶지 않고 주사제나 수술도 겁이 납니다. 다른 치료법은 없을까요?

진공 압착 기구는 즉각적인 발기 효과를 볼 수 있습니다. 이 기구는 약을 복용하거나 수술을 하는 것이 아니라 물리적인 힘을 이용한 것으로 기계적인 음압을 가해 음경에 혈액을 채워 발기와 유사한 상태를 만들어 내는 것입니다. 이 기구는 부황 뜨는 기계처럼 음경에 펌프를 이용한 진공 압착으로 혈액을 모아 주는 기전으로 작동하게 됩니다. 그렇기 때문에 위의 사례와 같이 먹는 약에 부작용이 심하거나 주사제, 수술에 대한 두려움이 큰 경우 시도해 볼 수 있습니다.

이렇게 음경에 모인 혈액은 펌프를 시작하기 전에 음경의 뿌리 부분에 감아 둔 탄력 고무줄에 의해 빠져나가지 않게 됩니다. 충분히 발기가 되면 기구를 제거한 후 고무줄을 유지한 채로 관계를 가질 수 있게 됩니다.

여기서 주의점은 음경 뿌리의 고무줄을 절대 30분 이상 유지해서는 안 된다는 것입니다. 만일 30분 이상 고무줄을 감고 있었던 경우 요도나 음경 해면체에 심한 손상을 줄 수 있다는 것입니다. 그리고 당뇨나 동맥 경화(관상 동맥 질환) 등이 있는 환자에서는 혈관이 정상인들보다 약하기 때문에 특히 사용에 주의를 요합니다. 가장 조심해야 하는 것은 이 고무줄을 감은 채로 잠들지 않아야 한다는 것입니다: 이렇게 될 경우 음경 해면체에 회복 불가능한 영구적인 손상을 주어 완전한 발기불능으로 이어질 수 있습니다.

이런 경우를 제외하고는 멍이 좀 드는 것 말고는 별다른 합병증이 크게 없습니다. 압착 기구 회사는 90%의 환자들이 "발기력이 관계를 가질 만하다."라고 말하고 있지만 실제 환자들의 경험을 종합해 보면 "발기력이 성관계에 충분하다."라는 것은 극소수로 나타났습니다.

현재 국내에서는 병원의 처방 없이도 진공 압착 기구의 구매가 가능하며 다양한 회사에서 제품을 생산하고 있습니다. 미국이나 호주, 유럽 등지에서는 의사의 처방이 있어야 구입이 가능하지만 우리나라는 처음 도입될 당시에 성인용품으로 허가를 받아서 처방 없이도 구매가 가능한 상황입니다. 현재 음경 혈류 충전기 등의 이름으로 시판되고 있는 제품들이 진공 압착 기구에 속하며 기구의 가격은 수동이나 전동 등에 따라 수만 원에서 수백만 원까지 큰 차이가 있습니다. 저자의 경험으로는 수동과 전동 기구의 경우 펌프를 조작할 수 있는 악력, 손아귀 힘이 충분하다면 간편성 이외에 딱히 전동 기구가 장점을 지니는 부분은 찾기 어려웠습니다.

진공 압착 기구는 과거 다른 대안이 없는 상황에서 수백만 명의 환자들이 사용하였는데 효과적인 경구용 발기부전 치료제가 개발되기 전까지 엄청난 판매량을 보였습니다. 하지만 현재 먹는 약이나 주사제가 잘 구비되어 있고 팽창형 임플란트 수술이 널리 알려지면서 사용자가 상당히 줄어들었습니다. 간혹 심인성 발기부전 환자에서 단기간 사용은 효과가 나쁘지 않습니다만 저자가 진공 압착기를 권하는 경우는 대체로 팽창형 임플란트 수술 전 처치입니다. 전립선암이나 페이로니 병 환자 또는 음경 임플란트를 외과적으로 제거한 환자에서 음경의 길이를 유지하거나 회복할 목적으로 사용하기도 합니다.

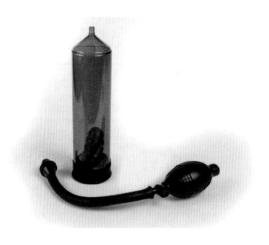

그림 4 진공 압착 기구

이 방법은 많은 사람들이 시도하지만 중도에 중단하는 비율이 굉장히 높습니다. 한 연구 결과 1년 후 진공 압착 기구를 여전히 사용하는 사람은 전체의 1/3밖에 되지 않았습니다. 그 외의 환자들은 자가 주사 치료나 음경 임플란트로 치료법을 전환하였거나 발기부전의 치료 자체에 대한 흥미를 잃어버린 경우였습니다.

대부분의 환자들은 진공 압착 기구를 이용하여 발기를 시킨 경우 음경이 '차갑고 푸르죽죽'하며 힘이 부족한 것에 대해 불편함을 호소합니다. 음경 해면체의 45~50% 정도는 몸속, 그러니까 골반 깊은 곳에 뿌리를 내리고 있는데 정상 발기에서는 이 부위에도 혈액이 공급되어 발기된 음경이 덜렁거리지 않는 강직도를 보이게 됩니다. 하지만 진공 압착 기구의 경우 뿌리 부위가 아니라 몸 밖에 있는 음경에만 혈액이 공급된 결과 뿌리에 힘이 없어 덜렁거리게 됩니다. 음경이 '차갑고 푸르죽죽'한 것은 자연 발기 시에는 음경 내부의 혈액이 모두 동맥혈로만 채워지지만, 기구를 사용하여 발기시킨 경우 동맥뿐만 아니라 정맥혈도 뽑아 올려져 있고 새로운 동맥혈의 유입이 어렵기 때문입니다.

또 다른 불만은 기구를 사용하여 발기를 유발하기까지의 시간이 7~10분 정도로 길다는 것입니다. 한창 기분을 내다가 발기를 위해 기구 사용으로 전희가 중단되고 그 후 파트너들은 '기분이 안 나는' 상태가 된다는 점을 꼽습니다. 그에 더해서 음경 뿌리 부분에 위치하는 링이 너무 조이게 되면 사정이 불편하거나 전혀 되지 않기도 합니다.

대부분의 환자들은 파트너와 자연스러운 성관계를 가지기 위해 이 기구를 시도합니다. 그러나 결과적으로 환자들과 파트너 모두 이 기구를 '어색'해하거나 '부자연스럽다'고 평가합니다.

국내에서는 이 기구를 사용하는 것을 통해 발기력이 자연스럽게 회복될 수 있다는 광고를 종종 인터넷이나 신문에서 볼 수 있습니다. 젊은 환자들 중에 약이나 주사 혹은 수술적 치료에 대한 불편함이 큰 환자들은 '자연 회복'의 방법으로 진공 압착 기구를 선택하는 경우가 드물지 않게 있었습니다. 하지만 이미 손상된 음경 동맥은 진공 압축을 통해 음경에 혈액을 채운다고 하여 좋아지지 않습니다. 이는 부황 뜬다고 심장 기능이 좋아지지 않는 것과 마찬가지라고 보시면 됩니다. 35세 이전에서 발기력의 자연 회복을 원하신다면 강렬한 유산소 운동을 3개월간 꾸준히 하시는 것이 더 도움이 될 것으로 생각합니다.

제7장

약물 치료

"화학이 낳은 더 좋은 사랑(Better loving through chemistry)"

- Newsweek 뉴스 위크지 -

"모든 연구에서 비아그라를 복용한 남성은 위약을 복용한 남성에 비해 성관계에 성공하는 비율이 높았습니다. 이러한 연구 결과는 중증도와 원인에 상관없이 일정한 효과를 보이는 것으로 나타났습니다. 당뇨가 있거나 전립선암 수술을 받은 환자군에서는 효과가 좀 떨어지는 것으로 나타났습니다."

- 미 식약청 약물 연구 보고서 -

환자 사례

한수근(가명) 남 36세

저는 1형 당뇨로 예전부터 인슐린 주사를 맞았습니다. 발기는 안 되는

것은 아닌데 간혹 약한 경우가 있습니다. 그리 자주는 아니지만 가끔 필요한 경우가 있는데 어떤 발기부전 치료가 좋을까요?

경구용 치료제

◇ 요힘빈 및 '정력제'들

과거 고대 그리스인들에 의해 최음제 혹은 정력제로 생각된 이 약물은 나무의 껍질에서 유래되었으며 음경에서 빠져나가는 혈류를 줄여 주는 것을 통해 음경 혈류 개선 효과를 보이며 대뇌 중추에 작용하여 성욕을 증가시키는 효과가 있을 수 있기 때문에 몇몇 해외 의사들은 여성 성흥분 장애가 있을 때 이 약물을 처방하는 경우가 있습니다. 그러나 국내에선 이러한 요힘빈 제제는 환각이나 환청 등의 부작용이 있어 식약청에 의해 엄격히 금지되고 있습니다.

이 요힘빈과 다른 약제들을 혼합하여 '정력제 혹은 천연 비아그라'라는 이름으로 인터넷이나 스팸 메일을 통해 자주 광고하는 것을 볼 수 있습니다. 이런 약들은 건강 기능 식품이나 천연 자양강장제 등의 설명과 함께 FDA의 인증을 받았다고 하며 'XX단' 등의 신비로운 이름을 달고 있습니다. 이러한 약물들은 한국 식약청의 허가를 받지 않은 경우가 대부분이며 다양한 변종들이 존재합니다. 스트리키닌(저용량에선 성흥분을 일으키지만 중독될 수 있음), 카페인, 남성 호르몬, 아연, 심한 경우에는 암페타민(중추 신경 각성제, 마약으로도 쓰임)까지도 혼합하여 제조합니다. 최근 미국 비뇨기과 학회에서 연구한 내용에 따르면 이러한 약들에는 소량의 비아그라®나 시알리스® 성분이 발견되었다고 합니다. 이런 종류의 약물을 복용 후 발기부전에 효과를 본 사람들이 있는 이유는 아마도 발기부전 치료제 성분 때문일 것으로 보입니다. 하지만 대부분의 경우 복용기간이 조금만 길어지면 약효가 사라짐을 경험하게 됩니다.

◇ 포스포디에스터레이즈 억제제: 비아그라®, 시알리스®, 레비트라® 등

1998년 4월 발기부전 치료의 새로운 역사가 시작되었습니다. 미국 식약청(FDA)은 비아그라®(실데나필)를 최초의 발기부전 경구용 치료제로 인정하였습니다.

이 약이 개발된 과정 또한 매우 흥미롭습니다. 영국의 한 제약회사에서 폐고혈압(폐로 가는 동맥기능이 떨어지는 것)에 실데나필이란 신약의 효과에 대해 임상 연구를 진행 중이었습니다. 이 신약은 혈관을 확장하는 효과가 있었습니다.

이 실험의 가설은 만일 '혈관의 확장이 지속된다면 운동 중 심장으로 향하는 혈액량을 늘려 폐고혈압을 호전시킬 것'이었습니

다. 그러나 약을 복용하는 환자들은 운동 중 증상의 호전이 없었습니다. 낙담한 연구진은 실험을 종료하기로 하고 임상실험에 참가했던 환자들에게 남은 약의 반환을 요청했으나 대부분의 남자 환자들이 약 반환을 거부하는 것이었습니다. 이에 대해 궁금증을 느낀 연구자들이 자세히 알아본 결과 많은 환자들이 폐고혈압 증세의 호전은 없었지만 발기력이 호전되었다는 것을 발견하였습니다. 이 연구에 참여했던 환자 중 한 명은 이 약의 효과에 압도된 나머지 실험실에 침입하여 남은 약을 훔쳐 가기까지 했습니다.

발기부전 효과가 있다는 이 약물에 대한 뉴스가 발표되자 미국의 초대형 제약 회사인 화이자가 이 작은 영국 회사를 인수하게 됩니다. 화이자의 연구진들은 이 발견의 잠재력을 알고 있었던 것입니다. 그 당시 많은 환자들이 진공 압착 기구, 자가 주사 요법이나 음경 임플란트 등의 치료법들 외에 좀 더 간편한 방법을 찾고 있었습니다. '마법의 알약'이 발견되자 수많은 발기부전 환자들이 이 약의 임상실험에 자원하였습니다.

다양한 국가에서 4천 명 이상의 남성들이 미 식약청에서 주관하는 비아그라의 안정성과 효과에 대한 일련의 실험들에 참가하였습니다. 일련의 연구들은 이 약물이 음경에 선택적인 효과가 있어 자연 발기력의 호전이나 강화를 가져올 수 있다는 것을 입증하였습니다. 하지만 성욕의 증가나 오르가즘에 도달하는 것에는 도움을 주지는 못하는 것이 확인되었습니다. 또한 환자의 발기력이 정상이라면 비아그라는 도움이 되지 않았습니다. 만일 환자가 발기가 잘 되지 않거나 유지가 되지 않는 경우에는 발기력의 유의한 호전이 관찰되었습니다.

발기부전이 있는 남성 중 65%는 비아그라에 반응합니다. 이 운 좋은 환자들에게 비아그라는 좋은 효과를 보입니다. 약을 매일 복용할 필요도 없습니다. 성관계 4시간 전에 복용하는 것만으로도 10번 중 6번은 삽입 및 완전한 성관계를 가질 수 있습니다. 이들 중 가장 좋은 점은 자가 주사 요법과 다르게 흥분을 느낄 때에 발기가 된다는 점입니다.

비아그라는 척수 손상 환자에서 가장 높은 효과를 보이며 (80%), 전립선암 수술 환자와 당뇨 환자에서 비교적 양호한 효과를(40%), 동맥 경화가 진행된 환자에서는 가장 낮은 효과를 보입니다.

비아그라를 공복에 복용할 경우 한 시간 후에 그 효과가 최고조에 이릅니다. 기름진 음식을 먹고 난 후 비아그라를 복용한다면 약효가 나타나기까지 오랜 시간이 걸릴 수 있습니다.

50mg 용량에서 비아그라는 부작용이 최소한으로 나타나지만 용량을 증량하면서 부작용이 좀 더 나타나게 되고 100mg을 넘는 용량에서 크게 증가합니다. 협심증 등의 심장 질환으로 유기 질산염(니트로글리세린 등의 약으로 급성 흉통 시 혀 밑에 넣어 녹여서 복용하게 됨)을 복용하는 환자에서 병용 투여 시 목숨을 위

협하는 저혈압을 유발할 수 있으므로 주의를 요합니다.

많은 경우 환자들의 발기부전에 대한 검사 중 심혈관 질환이 동반되어 있는 것을 발견할 수 있습니다. 몇몇 연구에서는 발기부전이 심혈관 질환의 전조 증상이라고 나타났습니다. 그러므로 의사들의 진료가 없는 무분별한 비아그라의 사용은 '복상사'를 일으킬 가능성이 있습니다.

2003년에는 시알리스®와 레비트라® 두 가지 신약이 출시되었습니다. 이 약들 또한 음경 혈관에 작용하는 효소를 억제하는 것으로 비아그라와 비슷한 작용기전을 가집니다. 이 약들은 자연 발기를 도와주는 역할을 합니다. 다른 말로 설명하자면 성적 흥분이 있어야 발기가 된다는 것입니다. 성적 흥분 없이는 약을 복용한다고 해도 발기가 되지 않습니다.

발기부전 치료제들은 모두 같은 기전을 가지고 있으며 비슷한 부작용들이 있습니다. 가장 흔한 부작용은 두통, 안면 홍조, 코막힘/비충혈 그리고 속이 불편한 증상들입니다. 심혈관 질환으로 유기 질산염제제를 복용하고 있는 환자는 절대 이런 약들을 먹지 말아야 합니다. 약을 복용하는 환자 중 3%는 시각의 변화를 경험하게 되며 이는 망막의 효소를 억제하는 경우가 있기 때문입니다. 이 때문에 색깔의 인식이 바뀌는 경우가 보고되고 있습니다. (파란색 별이 보이거나 번쩍번쩍하는 증상이 있을 수 있고 녹색과 파란색이 구분하기 힘들 수도 있습니다)

시알리스®(타다라필, tadalafil)은 비아그라보다 약효를 길게 하기 위한 연구에서 개발한 약물입니다. 연구 결과 20mg 용량의 시알리스가 24~36시간 동안 효과를 보이는 것으로 나타났습니다. 프랑스에서는 시알리스를 '주말 동안'이라는 이름으로 부르는데 이는 약효가 이틀 동안 지속되기 때문입니다. 시알리스는 복용 후 약효가 나타나는 시점과 약효의 지속 시간 그리고 부작용들에서 비아그라와는 다른 양상을 보입니다. 그러나 약효는 비슷합니다. 비아그라로 효과를 보지 못한 환자가 시알리스나 레비트라로 효과를 보는 경우는 드물다고 되어 있으며 그 역도 마찬가지입니다.

유기 질산염 제제 이외에도 시메티딘(제산제), 에리쓰로마이신(항생제), 케토코나졸(무좀약, 경구용 니조랄® 등), 이트라코나졸(무좀약, 스포라녹스® 등) 그리고 미베프라딜(혈압약, 포시코®국내 미출시 약품) 등과의 병용 투여도 피해야 합니다. 항 결핵제인 리팜핀(리팜핀 캅셀 등) 과의 병용 투여 시 효과가 감소할 수 있습니다.

일반적으로 모든 비아그라 계통의 약물은 가볍거나 중간 정도의 발기부전에 효과적입니다. 다른 말로 하자면 이 '마법의 알약'들은 약이 크게 필요 없는 환자에서 가장 효과적입니다. 심한 발기부전 환자들은 경구용 치료제에 반응을 하지 않게 되며 자가 주사 요법이나 음경 임플란트가 필요하게 됩니다.

◇ 주의: '마법의 알약'은 모든 사람에게 듣는 마법이 아닙니다

최근 개발되고 있는 신약을 포함하여 모든 발기부전 경구용 치료제들은 발기부전 환자의 65%만이 반응하는 것으로 보입니다. 이 '마법의 알약'은 모든 사람들에게 완벽한 효과를 보이는 것이 아닙니다.

일반적으로 발기부전 환자들의 중증도는 경도, 보통, 중증으로 분류할 수 있습니다. 경도의 발기부전 환자들은 발기가 되기는 하지만 강직도가 예전만 하지 못하다거나 관계 중에 발기력이 소실된다는 증상을 보입니다. 중증의 발기부전 환자들은 음경의 강직도가 부족해서 삽입이 불가능한 증상을 보입니다. 보통의 중증도를 보이는 환자들은 경도와 중증의 사이에 다양한 정도의 불규칙적인 증상 발현 양상을 보이게 됩니다. 경구용 치료제는 위의 중증도 중 경도에서 보통 정도의 발기부전 환자에서 가장 효과를 보이게 됩니다.

경구용 치료제를 복용하는 환자들의 가장 큰 불만은 약효가 예측 불가능하다는 점입니다. 약이 매번 듣는 것이 아니므로 많은 남성들은 치료 전에 경험하던 관계 실패에 대한 수행 불안 장애나 불안함을 약을 복용함에도 불구하고 다시 겪게 됩니다. 거기에 더해 30%의 남성들은 약으로 인한 부작용까지 경험하게 됩니다. 운이 좋다면 이런 부작용이 가볍겠지만 꽤 많은 수의 남성들은 부작용으로 인해서 약물 복용을 중단하게 됩니다. 일부 연구

에서는 전체 비아그라 계통 약물 처방 환자에서 10%만이 1년 이상 처방을 지속한다고 보고하고 있습니다. 바꿔 말하면 90%의 환자는 1년 내에 효과에 대한 불만족이나 부작용으로 약 복용을 중단한다는 것입니다.

일관되고 신뢰할 수 있는 완전한 발기력을 원하는 남성들의 경우에는 경구용 치료제보다는 자가 주사 요법이나 음경 임플란트를 통해 제대로 된 도움을 받을 수 있습니다.

국소 도포 제제

발기부전에 대한 약물연구자들은 프로스타글란딘 E1(자가 주사 요법을 참조하세요)을 국소 도포 제제로 개발하여 음경의 피부에 바르면 발기가 될 수 있게끔 개발하였습니다. 이 약물은 특수한 화학 약품을 사용하여 피부를 통과하여 음경 해면체에 약효를 보이게 됩니다. 현재까지 이 크림 제제는 약 효과가 약한 편이어서 가장 경도의 발기부전 환자에서만 효과를 보이고 있고 국내에서는 식약청의 허가를 받지 못해 유통되지 않고 있습니다.

자가 주사 요법

    자가 주사 요법은 상당히 널리 알려진 발기부전 치료법입니다. 이 방법은 인슐린 자가 주사와 마찬가지로 음경 해면체에 작은 양의 주사제를 직접 주사하여 사용하게 됩니다. 주사 된 약물은 음경 평활근의 이완과 동맥 확장을 통해 음경으로의 혈류 증가를 유발하여 자연스럽고 탄탄한 발기가 이루어지게 합니다.

    주사는 인슐린 자가 주사에 쓰이는 가는 바늘을 통해 음경 해면 체에 직접 주사하게 되는데 제대로 주사했다면 바늘이 가늘기 때

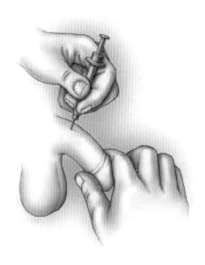

그림 5 자가 주사 요법

문에 살짝 꼬집는 정도의 가벼운 통증만 발생합니다.(그림 5) 보통 주사 10분 정도 후 발기가 되며 진공 압착 기구를 통한 발기와 달리 자연 발기 상태와 차이가 없습니다. 유지 시간은 평균 30분에서 90분 사이입니다.

전체 발기부전 환자의 80%가 이 치료에 반응을 보이게 됩니다. 특히 신경 손상으로 인한 발기부전 환자(척수 손상 환자 등)에서 좋은 효과를 보입니다. 이러한 환자군에서는 아주 적은 용량으로도 좋은 반응을 보입니다. 경도에서 보통 정도 중증도의 혈관성 발기부전에서도 약효를 보이지만 다른 환자군들에 비해 더 높은 용량이 필요합니다.

주사요법은 과량 주사할 경우 음경 지속 발기증과 같은 심한 후유증을 남기는 합병증이 생기므로 적정 용량을 주사하는 것이 중요합니다. 그래서 주사제 처방을 받으시거나 용량을 증량할 때 비뇨기과 전문의의 진료를 통해 적정 용량을 찾으시는 것이 필수적입니다. 보통 최소 용량으로 시작하여 수회에 걸쳐 주사하며 적정 용량을 찾게 되고 이와 동시에 환자가 자가 주사 방법을 습득하게 됩니다. 주사를 통한 이상적인 발기 정도는 75% 정도이며 이 정도 용량이 성적 흥분 없이 주사로만 100%의 발기를 시켰을 때보다 훨씬 적은 합병증을 보입니다. 자가 주사 요법은 음경 해면체에 직접 약을 전달하는 형태이지만 성적인 자극이 있는 경우 약효가 훨씬 좋아지므로 대부분의 환자들이 병원에서 주사할 때보다 실제 사용하기 위해 주사했을 경우 약효가 더 좋은 것으로 보고합니다.

과거에는 자가 주사 요법에 대한 연구 결과가 부족하였으므로 다양한 약물들을 시도하였었습니다. 그중 관상 동맥(심장의 주요 동맥)의 확장을 위해 개발된 혈관 확장제인 파파베린이 1984년에 처음 사용되었습니다. 그러나 파파베린의 단독 투여는 음경 해면체의 심한 섬유화를 유발한다는 것이 밝혀졌고 그 후 펜톨라민이란 다른 기전의 혈관 확장제를 같이 투여하여 파파베린의 용량을 낮춰 독성을 줄이는 것이 가능해졌습니다. 그러나 이러한 병용 투여에도 합병증 비율이 20% 정도로 높았으며, 특히 합병증 중에서도 가장 치명적인 음경 지속 발기증이 자주 발생하는 것으로 나타났습니다. 제3장에서 설명한 것처럼 이는 성적인 자극 없이도 발기가 계속되는 응급질환입니다. 자가 주사로 인한 음경 지속 발기증은 결코 저절로 발기가 소실되지 않습니다. 혈액이 음경 해면체 내에 굳어서 혈전을 이룬 것을 제거해 주어야 하고 발기를 유도한 약물에 대한 중화제 투여가 필요합니다. 이렇게 음경 지속 발기증이 발생한 경우에는 보통 야심한 밤중에 응급실에 방문하게 되며 음경 해면체 세척과 중화제 투여를 반복하고 나서야 발기가 소실되게 됩니다.

이처럼 4시간 이상 발기가 지속되는 것은 응급 질환이며 환자는 필히 응급실을 방문하여 치료를 받아야 합니다. 자가 주사 요법으로 인한 음경 지속 발기증은 상황 자체가 큰 불편을 유발하긴 하지만 즉각적으로 치료받는다면 대부분 큰 후유증 없이 호전될 수 있습니다. 그러나 치료가 수 시간 정도 지연된다면 그 결과는 영구적인 발기장애로 이어지게 됩니다. 치료받지 못한 음경 지속 발기증은 음경 해면체에 동맥혈 공급을 차단하여 산소 및 영양소 부족으로 인한 조직 괴사를 유발하며 그로 인한 음경 해면체 섬유화 변성 및 영구적인 발기불능을 초래합니다.

1980년 후반에 자가 주사 요법에 쓰이는 프로스타글란딘 E1 (Prostaglandin E1, 알프로스타딜)이란 신약이 개발되었습니다. 호르몬과 유사한 이 약물은 기존 약물들과 비슷한 발기 효과를 보이지만 음경 지속 발기증의 발생률이 이전보다 낮게 나타났습니다. 현재 가장 효과적인 자가 주사 요법은 파파베린, 펜톨라민 그리고 알프로스타딜 이 세 가지 약물을 섞어서 사용하는 '트리믹스'입니다. 이렇게 혼합하여 사용하는 트리믹스가 미 식약청의 허가를 받은 알프로스타딜 단독 요법보다 훨씬 저렴합니다. 그러나 이 트리믹스는 제조 후 직사 광선을 피해 냉장 보관을 요하며 냉장 상태에서 약 1개월 정도가 유통 기한으로 그 후에는 약효가 현저히 감소하게 됩니다. 특히 더운 여름에 상온 보관했거나 햇빛에 노출된 경우에는 약효가 소실되게 됩니다. 국내에서는 대부분의 비뇨기과에서 이 트리믹스를 주사 요법으로 처방하고 있습니다.

알프로스타딜 단독 요법은 현재 한국 식약청의 허가를 받았으며 국내에서는 카버젝트®라는 이름으로 시판되어 있습니다. 분말 형태의 약물과 이를 녹이기 위한 정제수 그리고 주사를 위한 주사기가 동봉되어 있으며 1회 사용량은 20마이크로그램으로 되어 있습니다.

FDA 인준을 받았고 안정성에서 문제가 없다고 보고되고 있지만 알프로스타딜 단독제제는 트리믹스보다 효과가 적은 것으로 보고되고 있습니다. 트리믹스보다 반응하는 환자가 적으며 특히 혈관성 발기부전 환자에서는 거의 효과가 없습니다. 거기에 더해 처음에 알프로스타딜 단독 제제에 반응했던 환자들도 지속적으로 사용하면 음경 동맥의 경화가 진행되어 약에 대한 반응이 소실됩니다.

자가 주사 요법에는 반응을 하지 않을 수 있다는 점 외에도 다른 부작용이 있습니다. 그중 첫 번째는 주사 부위에 멍이 든다는 것입니다. 장기간 사용할 경우 발생하는 부작용 중 가장 심각한 것은 주사한 해면체 부위에 흉터 조직(섬유화)이 생기는 것입니다. 이로 인해 페이로니 병(제3장을 참조하세요)에서 보이는 음경 길이 단축이나 만곡증이 발생할 수 있습니다. 자가 주사 요법을 사용하는 환자들은 음경 섬유화 여부의 확인을 위해 비뇨기과를 주기적으로 방문해서 검사를 받는 것이 좋습니다.

자가 주사 요법을 선택하기 전에 그 장단점에 대해서 충분히 이해하는 것이 중요합니다. 어떤 병원에서는 자가 주사 요법을 시행하기 전에 환자에게 부작용에 대한 동의서를 받기도 한다고 하지만 환자에게 충분한 교육을 한 경우 사고가 생길 가능성이 낮기 때문에 저자는 그렇게까지 하진 않고 주사제 처방 시에 환자에게 응급상황에 대비한 연습을 통해 만일의 경우에 준비할 수 있도록 합니다.

현재 국내에서 수만 명의 환자가 자가 주사 요법을 사용하고 있는 것으로 추정하고 있습니다. 특별한 술기가 요구되지 않으므로 대부분의 피부 비뇨기과에서 경구용 치료제에 반응하지 않는 경우 자가 주사 요법을 권하고 있습니다. 단기간 사용할 경우 비교적 합병증이 적고 비용이 저렴하기 때문에 많은 환자들이 이 치료를 선택하게 됩니다. 최근 다기관 연구 조사를 통해 알아본 결과 자가 주사 요법을 사용하는 환자들의 치료 만족도는 35%로 나타났으며 팽창형 임플란트의 경우 98%의 만족도를 보였습니다. 이처럼 큰 차이가 나는 이유는 자가 주사 요법이 여러모로 불편하기 때문입니다. 휴대나 보관의 불편함에 더해 성관계는 전희도 중요한 부분을 차지하는데 매번 날카로운 바늘을 음경에 꽂아야 한다는 것 자체가 성관계를 꺼리게끔 만들기 때문입니다. 또한 약물에 의존해야 한다는 것이 심적으로 위축을 주는 경우도 많은 것으로 보고되고 있습니다.

요도 내 약물 주입 요법(뮤즈)

1997년 초반에 자가 요법의 다른 형태가 소개되었습니다. 뮤즈라는 요도 내 약물 주입 요법으로 알프로스타딜(자가 주사 요법의 카버젝트® 성분) 젤리를 요도 내에 주입하는 것입니다.

이 방법은 자가 주사 요법과는 달리 약이 요도 점막을 통해 흡수되어 바늘로 찌르는 것을 피할 수 있습니다. 일회용 기구를 사용하여 요도에 좌약을 주입하면 보통 10분 후에 발기가 되고 20분에서 두 시간 정도 약효가 유지됩니다.

뮤즈 사용 시 가장 흔한 합병증은 음경이나 사타구니에 화상을 입은 것과 같은 화끈거리는 통증입니다. 드물게는 음경 지속 발기증, 하지 정맥 부종, 어지러움이나 실신 또는 심장 두근거림도 나타납니다.

뮤즈는 알프로스타딜에 과민증이 있거나, 음경의 기형(선천성 기형, 손상이나 수술한 경우)이 있는 경우, 겸상 빈혈 적혈구증, 백혈병이나 다발성 골수종 환자에서는 사용해선 안 됩니다. 혈압약을 복용하는 환자에서는 혈압이 떨어질 수 있으므로 주의해서 사용해야 합니다. 파트너가 임신 중인 경우에는 필히 콘돔을 사용하여 알프로스타딜이 여성의 질로 전달되지 않도록 해야 합니다.

요도 내 주입 요법은 주사제보다 강직도가 떨어집니다. 음경이 커지긴 하지만 강직도가 떨어진다는 불만이 많습니다. UCLA 비뇨기과 연구 결과 자가 주사 요법을 사용한 경우 89%, 뮤즈는 37%만이 삽입 가능한 강직도를 보였습니다. 뮤즈의 재처방률이 매우 낮은 것은 불충분한 효과와 부작용에서 기인하는 것으로 보입니다. **만일 자가 주사 요법에서 효과가 없었던 환자는 뮤즈 또한 그 효과를 기대하기 어렵습니다.** 현재 국내에서는 이 제형은 더 이상 출시되지 않고 있습니다.

남성 호르몬 보충요법(테스토스테론)

나이가 듦에 따라 남성 호르몬(테스토스테론)은 점차 감소하게 됩니다. 드물게 호르몬을 생성하는 고환, 갑상선 또는 뇌하수체의 질환으로 혈중 남성 호르몬의 부족이 발생할 수 있습니다. 비뇨기과에서는 이렇게 남성 호르몬이 부족한 경우 1~2주 단위나 3개월 단위의 주사제, 매일 먹거나 바르는 약을 통해 남성 호르몬 보충요법을 시행할 수 있습니다. 만일 환자의 발기부전이 남성 호르몬 부족으로 인한 것이라면 보충요법 후 드라마틱한 개선 효과를 보여야 합니다.

그러나 대부분의 발기부전이 남성 호르몬 부족으로 인한 것이 아니기 때문에 발기부전 환자들은 남성 호르몬 보충요법을 통해 발기력의 호전을 경험하지는 못합니다. 오히려 보충요법 후 남성 호르몬이 높아져서 성욕은 증가하지만 발기가 되지 않는 곤란한 상황에 처하는 경우가 대부분입니다. 그러나 '정상' 남성 호르몬 수치가 필요한 이유는 따로 있습니다. 일반적으로 대중에게는 남성 호르몬이 '성기능'에만 작용하는 것으로 알려져 있지만 최근 연구에 따르면 남성 호르몬 저하가 다양한 증상과 질환을 유발할 수 있는 것이 밝혀졌습니다. 예를 들자면 남성 호르몬이 부족한 남성은 운동을 해도 근육이 잘 생기지 않고 비만할 가능성이 높으며 피로감도 더 심하게 느끼게 됩니다. 또한 남성 호르몬 부족은 당뇨, 고혈압, 골다공증, 근육량 감소 및 두뇌 기능 저하 등을 유발할 수 있습니다.

경구용 남성 호르몬 제제의 경우 안드리올®이 국내에서 시판되고 있습니다. 그러나 미국 식약청에서는 이를 금지하고 있으며 많은 경우 위장관에서 흡수가 잘 되지 않기 때문에 남성 호르몬 치료의 권위자들은 이 치료가 시간 및 돈 낭비밖에 되지 않는다고 생각하고 있습니다. 또한 경구용 남성 호르몬 제제는 간암의 발병과 무관하지 않다는 연구 결과가 있습니다. 그렇기에 먹는 약은 가급적이면 피해야 할 방법입니다.

다른 치료법으로는 경피용 남성 호르몬 패치제가 있습니다. 테스토덤®은 음낭 피부에 붙이는 제제로 주사제에 비해 일정한 혈중 남성 호르몬 수치를 나타냅니다. 패치를 붙이기 위해서 음낭을 제모해야 한다는 단점이 있습니다. 안드로덤®은 다른 형태의 패치제로 등이나 복부에 부착할 수 있어 제모가 필요하지 않습니다. 하지만 이러한 패치 제제는 불충분한 효과와 부착 부위의 가려움이나 피부염, 불편함 등의 이유로 환자들의 반응이 좋지 않습니다.

현재 국내에서 가장 장기적인 효과를 보여 환자의 편리성이 높은 치료법으로는 효과가 3개월 정도 지속되는 네비도®라는 주사제가 있습니다. 그 외에도 1~2주 정도의 짧은 효과를 보이는 남성 호르몬 주사제가(예나스테론® 등) 다양한 제약사에서 출시되고 있습니다. 3개월 지속의 네비도가 짧은 효과를 보이는 제형에 비해서 약간 더 비싼 편이지만 남성 호르몬 수치가 급격히 내려가고 올라가는 일이 적기 때문에 우리 몸에 스트레스가 좀 덜한 것이 아닌가 하는 주장이 나오고 있습니다. 저자는 네비도 주사를 근간으로 효과가 모자랄 경우 추가적인 주사나 다른 제형을 더하는 것을 추천하고 있습니다.

남성 호르몬 보충요법을 받는 환자들은 전립선암에 대해서 주의 깊은 정기 검진이 필요합니다. 치료 그 자체가 전립선암을 유발하는 것은 아니지만 전립선암을 조기에 발견할 수 있도록 도와주는 역할을 합니다. 전립선암의 가족력이 있거나 위험성이 있다고 판단되는 환자가 남성 호르몬 보충 요법을 받는 경우 6개월마다 한 번 전립선 직장 수지 검사와 1년에 한 번 혈중 전립선 특이 항원 농도(PSA)를 측정하여 전립선암이 조기에 검진될 수 있도록 해야 합니다.

　다음으로 중요한 것은 이러한 남성 호르몬 치료는 6개월 시도 치료라는 것입니다. 남성 호르몬의 99%는 고환에서 생깁니다. 만일 외부에서 끊임없이 남성 호르몬을 주입할 경우 고환에서 남성 호르몬 생산을 중지하게 되고 그 상태가 오래되면 고환이 영구적으로 기능을 잃게 됩니다. 고환의 기능은 대체로 그 크기와 단단함을 촉지하여 알 수 있는데 남성 호르몬 치료를 끊이지 않고 수년간 계속 받은 환자들의 경우 고환이 작고 흐물흐물하게 변해 있습니다. 이런 일을 방지하기 위해서 6개월 시도 치료 후 환자의 증상의 변화 추이를 봐서 재치료를 결정하는 것이 기존 고환 기능 유지에 필수입니다.

제8장

혈관 재건술

"저는 오토바이 교통사고로 여러 손상 및 골반 골절이 있었습니다. 중환자실에서 일반 병실로 올라와서 어느 날 아무리 자극을 줘도 발기가 되지 않는다는 것을 발견하곤 깜짝 놀랐습니다. 그 당시 제 나이가 37살밖에 되지 않았기에 정말 크게 낙담하였습니다."

- 이○○ 환자의 경험담 -

동맥 우회로 수술

정상 발기에는 상당한 양의 동맥 혈류 증가가 필요합니다. 전신적인 동맥 질환이 있거나 음경 동맥에만 문제가 있는 환자의 경우 정상적인 신경 자극을 받는다고 하더라도 동맥이 반응하지 않아 발기에 충분한 정도의 동맥 혈류 증가가 되지 않게 됩니다. 단순하게 생각하면 음경 동맥 혈류를 다른 곳에서 가져온다거나 정맥을 결찰하는 것과 같이 혈관에 대한 수술이 도움이 될 것이라고 볼 수 있습니다. 그러나 이런 수술들의 결과는 사실 좋지 않습니다.

미국과 유럽의 몇몇 기관에서 발기부전 환자에게 관상 동맥 우회로 수술과 비슷한 음경 동맥 우회로 수술을 시행하였었습니다. 수술에 대한 결과를 토대로 낸 결론 중 하나는 발기부전 환자의 대부분을 차지하는 당뇨, 고혈압, 뇌졸중, 오랜 흡연력, 고지혈증 및 50세 이상 같은 위험 인자가 있는 경우는 이 수술의 대상이 아니라는 것입니다.

40대 미만의 젊은 환자 중 회음부에 국한된 손상과 같이 동맥의 특정한 부위에만 국한된 문제가 있는 경우 동맥 우회로 수술의 결과가 좋을 수 있습니다. 이 수술은 관상 동맥에 시행하는 우회로 수술과 비슷한 방식으로 시행하게 됩니다. 이렇게 엄선된 환자에서 수술의 성공률은 60%로 보고되고 있습니다. 그러나 이 수술은 시간이 많이 걸리며 음경 부종이나 음경 감각 손실과 같은 중대한 합병증이 생길 수 있습니다. 최근 국내에서는 영상의학과와 협진을 통한 혈관 중재 시술을 시도할 수 있습니다만 성공률은 개복 수술과 마찬가지로 상당히 낮게 보고되고 있습니다.

정맥 결찰술

발기가 잘 되지만 유지가 되지 않는 젊은 환자에서 시행할 수 있는 다른 종류의 혈관 재건술이 있습니다. 이 환자들에게 음경 해면체 조영술(제5장을 참조하세요)을 시행하면 비정상적인 정맥과 비정상적으로 증가한 혈액의 유실을 관찰할 수 있습니다. 이 환자들은 정맥성 발기부전(제3장을 참조하세요)으로 볼 수 있습니다. 그래서 이러한 비정상적인 정맥을 결찰하는 수술이 개발되었습니다. 엄선된 환자에서 초기 성공률은 60% 정도로 보고되고 있습니다. 그러나 시간이 지날수록 환자의 만족도는 점차 감소하는 것을 보입니다. 2년 후 수술의 결과에 만족하는 환자는 40% 이하로 나타나고 있습니다. 동맥 우회로 수술과 마찬가지로 정맥 결찰술 효과는 실망스러운 경우가 대부분이고 합병증의 비율도 만만치 않습니다. (음경 부종, 감각 저하 등)

발기부전이 새로 발병한 남성의 경우 가능하다면 자연스러운 발기력의 회복을 원하게 됩니다. 이러한 이유로 새로운 혈관 재건술이나 약물에 대한 연구가 계속되고 있습니다. 하지만 이 책을 쓰는 지금까지도 혈관 재건술을 받을 수 있는 환자는 전체 발기부전 환자의 1%도 되지 않습니다.

제9장

조직 재생 치료

━ 환자 사례 ━

박현민(가명) 남 43세

저는 건강에 관심이 많습니다. 그래서 책도 많이 찾아보고 인터넷으로도 많은 정보를 찾아봅니다. 최근 들어 부쩍 발기력이 많이 약해졌다 생각이 들어서 찾아봤는데 체외 충격파 시술이 저에게 맞겠다 싶어서 찾아왔습니다. 약을 먹거나 주사를 맞는 것도 아니고 칼을 대는 것도 아니며 음경 혈관과 해면체 조직을 재생시켜서 근본적인 발기부전 치료를 한다는 것이 참 매력적이었습니다. 선생님의 이 치료에 대한 의견이 궁금합니다.

체외 충격파 시술(Extracorporeal Shock-Wave Therapy, ESWT)

체외 충격파는 요로 결석의 치료를 위해 개발되었습니다. 우리 몸의 70%가 수분으로 이루어져 있고 충격파가 수분이 많은 조직을 통과할 때 조직 손상이 거의 없다는 것에 착안하여 개발된 방법입니다. 그 후 정형외과 및 재활의학과 등에서 조직 재생의 한 방법으로 응용하여 사용하게 되었습니다. 우리 몸의 조직이 약한 손상을 입으면 성장 인자를 분비하는데 손상된 관절면에 충격파를 이용한 약한 손상을 주기적으로 주어 성장인자 분비를 통해 관절 조직의 회복이 가능합니다. 이러한 체외 충격파는 칼이나 주사처럼 조직에 손상을 주는 침습적인 방법이 아니라 아무런 손상 없이 관절을 회복시킨다는 조직 재생 치료의 관점에서 매우 획기적인 치료였습니다. 그 후 이 치료가 조직 재생을 위한 다양한 장기에서 연구되어 왔습니다.

그중에서 최근 주목을 받게 된 것이 발기부전에 대한 치료였습니다. 손상된 해면체를 침습적인 방법이 아니라 일종의 마사지를 주기적으로 받는 것으로 해결하다니 상당히 매력적인 방법이라고 생각하여 많은 회사들과 의사들이 연구를 시작하였습니다.

이 책을 저술하고 있는 현재 유럽 성학회에서는 체외 충격파 시술을 먹는 약과 함께 발기부전 치료의 첫 번째 단계로 인정하고 있습니다. 하지만 북미 성학회에서는 체외 충격파 시술에 대해서 반대의 견해를 보입니다. 임상 연구의 목적을 가지고 환자의 동의를 얻어서 비용이 없이 시술을 하는 것은 가능하지만, 체외 충격파 시술의 효과가 거의 없기 때문에 환자에게 금전적 대가를 받고 시술하는 것은 엄격히 금하고 있습니다.

국내에선 아직까지 딱히 이에 대한 법적인 제제는 없고 여러 병원에서 체외 충격파 치료를 시행하고 있습니다. 하지만 저자는 시행하지 않고 있습니다. 그에 대한 이유는 줄기세포 치료에 대한 내용을 먼저 설명하고 한꺼번에 말씀드리도록 하겠습니다.

줄기세포 치료(Stem Cell Therapy)

일견 줄기세포 치료는 마치 마법과도 같아 보입니다. 우리 몸에 남아 있거나 면역 반응이 없는 인체 조직에서 추출한 줄기세포가 우리 몸에 들어와서 손상된 부위를 복구해 준다는 것은 인류가 꿈꾸던 가장 이상적인 치료가 아닐까 합니다. 하지만 저자는 발기부전 분야에서는 현실적으로는 아직까지 요원한 치료라고 생각합니다.

더군다나 우리 나라에선 줄기세포 치료가 많은 부분 법으로 규제되고 있습니다. 그 이유는 널리 알려진 황우석 박사의 논문 사건도 있지만 효과에 대한 입증 없이 상업적 목적을 가지고 치료를 시도하는 경우가 많아 국민 건강에 해가 된다고 판단하였기 때문이라고 보고 있습니다.

손상된 음경 해면체에 줄기세포를 주입하여 평활근과 혈관의 생장을 돕는 발기부전 치료법은 현재 전 세계 모든 학회에서 그 치료 효과가 없기에 추천하지 않고 있는 방법입니다. 성체 지방에서 추출하든 혈액의 혈장에서 배양했든 상관없이 줄기세포 치료는 발기부전에 도움이 되지 않는다는 것이 현재의 정설입니다.

조직 재생 치료가 아직 발기부전에 도움이 되지 않는 이유

체외 충격파는 성장인자를 통해, 줄기세포 치료는 줄기세포의 생착을 통해 손상된 조직이 복구가 되어 기능을 회복하는 것을 목적으로 합니다. 이러한 조직 재생 치료가 관절에는 잘 듣지만 발기부전에는 잘 듣지 않는 것은 다음과 같은 이유가 있기 때문입니다.

관절 내부의 공간은 피가 전혀 통하지 않는 곳입니다. 혈류가 전혀 없기 때문에 관절강과 관절면 사이의 공간에 주입된 줄기세포나 체외 충격파로 인해 발생한 성장 인자는 마치 고여 있는 물처럼 그 안에 오랜 시간 동안 머물러 있게 됩니다. 이렇게 한곳에 오랫동안 머물러 있을 수 있는 것이 조직 재생 치료의 첫 번째 조건입니다. 그렇게 해야만 성장 인자가 조직 재생을 유발하고 줄기세포가 손상된 조직세포로 분화할 수 있는 시간을 얻기 때문입니다.

하지만 음경 해면체는 혈류가 매우 풍부합니다. 쉴 새 없이 혈액이 공급되고 빠져나가는 곳으로 꾸준히 흐르는 강물과 같습니다. 여기에 아무리 성장 인자를 유발하고 줄기세포를 공급해도 손상된 조직을 복구할 수 있는 시간적 여유가 생기지 않습니다. 머물러 있을 수가 없기 때문입니다. 비슷한 이유로 대머리에 대한 줄기세포 치료도 딱히 효과가 없습니다. 두피 역시 혈류가 풍부하기 때문입니다.

그렇다면 전신적으로 줄기세포나 성장 인자를 엄청난 양을 공급하면 어떻게 되지 않을까 할 수도 있습니다. 그러나 이는 극히 위험한 방법입니다. 줄기세포나 성장 인자가 조절되지 않고 무한히 증식하는 세포가 바로 암세포입니다. 현재 의학 기술은 조직의 증식은 가능하지만 증식을 우리가 원하는 수준으로 억제하는 방법은 아직 개발하지 못했습니다. 그렇기에 무분별한 조직 재생 치료는 오히려 종양 발현을 증가시킬 수 있는 치명적인 위험을 가지고 있습니다.

조직 재생 치료는 의학의 미래에 중요한 역할을 하게 될 것으로 기대하고 있습니다. 하지만 현재까지의 연구로 밝혀진 내용을 보면 발기부전에서는 앞으로도 그 효과를 기대하기는 어려워 보이는 것이 사실입니다.

발기부전 음경 임플란트

"팽창형 임플란트를 받고 난 후 강철과 같은 발기력을 느낄 수 있었습니다! 전화벨이 울리거나 누가 문을 세게 닫는다든가 무슨 일이 있다고 해도 발기력은 탄탄하게 유지되니까요."

- 최○○, 48세 -

"팽창형 임플란트는 진정 남자로서의 제 삶을 돌려주었습니다. 만일 제가 임플란트에 대해서 재수술을 받아야 한다면 하겠냐고요? 두말할 것도 없이 다시 받아야죠!"

- 김○○, 67세 -

"감각의 경우 더 좋아지면 좋아졌지 전혀 변화가 없고 모양도 예전과 같이 자연스럽습니다. 저는 15명의 다른 회원들과 같은 강습반에서 수영을 하고 있는데, 그들 중 아무도 제가 임플란트를 한 것을 모릅니다."

- 이○○, 59세 -

발기부전 음경 임플란트는 음경에 임플란트를 삽입하여 남성이 원할 때 발기가 될 수 있도록 하는 보형물입니다. 현재 크게 나누자면 굴곡형과 팽창형 두 종류의 임플란트가 있습니다. 음경 임플란트가 개발된 1972년 이후 다양한 모델들이 개발되었고 여러 임상 연구들을 거치면서 현재 시판되는 기구들로 선별되었습니다. 현재의 임플란트들은 45년 동안의 경험과 임상 연구가 누적된 의학 기술의 집합체로 이제까지 출시된 모든 임플란트 중 가장 신뢰할 수 있는 모델들입니다.

음경 임플란트의 역사

1936년 한 외과 의사가 전쟁 중 발기력을 소실한 환자의 음경에 강직도를 주기 위해 갈비뼈의 연골을 일부 채취하여 음경에 이식한 것이 최초의 음경 임플란트 수술이었습니다. 이렇게 이식한 연골은 처음에는 강직도를 유지하였지만 점차 몸에 흡수되어 기능을 하지 못하게 되었습니다. 그 후 이 연구가 학회에 보고되어 삽입 성교가 가능하게끔 음경의 강직도를 회복시킬 임플란트에 대한 연구와 임상 실험이 시작되었습니다.

1972년 미국 마이애미 대학 병원의 Dr. Small과 Dr. Carrion이 세계 최초로 굴곡형 음경 임플란트를 개발했습니다. 의료용 실리콘을 이용하여 만든 굴곡형 임플란트는 환자의 음경 해면체에 거부 반응 없이 이식할 수 있었으며 이를 통해 환자들은 성공적인 성관계가 가능하였습니다.

1973년에는 미국 휴스턴 배일러 대학 병원의 Dr. Brantley Scott이 세계 최초의 팽창형 음경 임플란트를 개발하였습니다. 이것은 음경 임플란트 역사에서 가장 획기적이며 놀라운 발전으로 항상 부자연스러운 굴곡형 임플란트와 달리 발기 전 자연스러운 상태를 유지하다가 발기 시에는 강직도와 굵기가 좋아지는 원래의 발기와 매우 흡사한 상태를 만들 수 있게 되었습니다. 팽창형 임플란트는 말 그대로 혁신이었습니다. 이완된 상태에서나 발기된 상태 모두 누구도 수술 여부를 알 수 없을 정도로 감쪽같이 자연스러웠습니다.

그러나 1970년대에 팽창형 음경 임플란트들은 5년 이내 재수술 비율이 70%에 육박하였으며 대부분은 기계적 결함으로 인한 것이었습니다. 이러한 팽창형 임플란트 개발 초기의 통계 수치로 인해서 많은 비뇨기과 의사들에게 음경 임플란트는 좋지 않은 수술이라는 인식이 발생하였습니다.

하지만 오늘날의 음경 임플란트는 과학 기술의 발전을 통한 기구의 개선과 함께 다양한 수술 술기의 혁신을 통해 높은 수술 안정성과 임플란트 기구 자체의 뛰어난 내구성을 보입니다. 현재 이식되는 발기부전 임플란트의 수술 결과를 종합하면 5년 생존율

86%라는 높은 성공률을 보입니다. 뒤집어 말하자면 모든 굴곡형, 팽창형 임플란트 중 오직 14%만이 5년 동안 재수술이 필요하다 는 말입니다. 특히 기계적인 5년 생존율은 95%로 거의 고장이 없 다는 것을 알 수 있습니다.

굴곡형 임플란트

굴곡형 임플란트(그림 6)는 30년 넘게 사용하여 온 고전적인 수 술입니다. 지난 30년 동안 다양한 종류의 굴곡형 임플란트들이 개발되었습니다. 현재 사용되는 모델들은 금속 심지를 사용하여 그 강직도를 유지하고 부드러운 실리콘으로 일부 충격을 흡수하 도록 합니다. 굴곡형 임플란트는 영구적인 반 발기 상태를 유지 하게 되고, 사용하는 임플란트의 종류에 따라 자연스러움의 차이 가 생깁니다. 국내에서는 간혹 봉수술이나 막대형이란 이름으로 불리기도 합니다.

이 금속 심지를 환자의 편의에 따라 음경을 위나 아래로 굽혀 둘 수 있도록 하여 사용이 좀 더 편리하고 음경에 손상이 적도록 설계하였습니다. 초기 모델들에 비해서 많은 발전이 있었지만 금 속 심지라는 한계 때문에 굴곡형 임플란트를 사용하는 환자들은 여전히 관계 시 체위의 변화에 따라 음경을 재조정해야 하는 불편함이 있고 어색한 형태를 보이는 단점이 있습니다. 사우나나 대중탕에 가면 시선을 받는 경우가 많다는 것이 대부분 환자분들의 불만 사항이었습니다.

굴곡형 임플란트는 수술이 쉽고 가격이 저렴하며 기계적 고장의 확률이 낮습니다. 그러나 팽창형에 비해 발기 시 강직도가 떨어지고 굵기가 항상 일정하게 고정되어 있으며 수술 후 음경의 길이가 줄어든다는 단점이 있습니다. 원래 해면체는 늘어나고 줄어드는 장기이기 때문에 만일 해면체의 원 길이대로 줄어들지 않는 굴곡형 임플란트를 삽입한다면 부드러운 귀두 해면체 쪽으로 뚫고 나오는 경우가 발생할 확률이 매우 높습니다. 그렇기 때문에 안전한 수술을 위해서는 원 해면체 길이보다 조금 짧은 굴곡형 임플란트를 삽입하게 되고 음경이 그 크기에 맞춰 길이가 줄어들게 되는 것입니다.

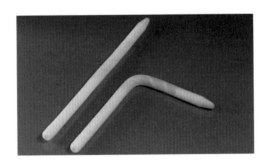

그림 6 굴곡형 임플란트: 콜로플라스트

수술 후 장기적으로 발생할 수 있는 합병증으로는 딱딱한 막대가 음경 해면체를 싸고 있는 가장 튼튼한 막인 백막에 장시간 동안 장력을 가하여 백막이 약해져서 임플란트가 밀려 들어가거나 틀어지는 것처럼 위치가 변할 가능성이 있습니다.

그 외에도 시간이 지남에 따라 임플란트가 헐거워지는 경우가 발생할 수 있습니다. 굴곡형 임플란트는 음경 해면체의 백막 조직을 늘리는 영향이 있습니다. 그 결과 시술 직후에는 음경 굵기에 딱 맞았던 임플란트가 점차 헐거워지게 되고 음경이 돌아가거나 귀두가 덜렁거리는 등의 증상이 나타나 환자들의 불만이 생기는 경우가 발생합니다.

이와 같이 굴곡형 임플란트는 여러 가지 단점이 있기 때문에 저자의 경우 손의 움직임이 제한되어 펌프 조작이 어려운 상황과 같이 특수한 경우를 제외하곤 굴곡형 임플란트를 수술하는 경우가 드뭅니다.

팽창형 임플란트

1973년 Dr. Brantley Scott에 의해 최초의 팽창형 임플란트가 개발되었습니다. 개발된 그 당시에는 이식 후 5년 동안 기계적 결함이 없는 비율이 30%밖에 되지 않았습니다. 즉, 5년 동안 10개 중

7개의 임플란트가 고장 나서 재수술이 필요했다는 뜻입니다. 그러나 개발 이후 꾸준한 개선이 있었습니다. 현재 새로운 형태의 임플란트 개발 및 신소재의 사용으로 팽창형 임플란트의 5년 생존율은 95%라는 놀라운 결과를 보입니다. 이는 신체에 이식되는 보형물, 치아·관절 등을 포함한 모든 임플란트 중 가장 높은 성공률입니다.

현재까지 개발되었던 모든 음경 임플란트 중 팽창형 임플란트가 자연 발기 상태와 가장 비슷합니다. 1973년에 개발되어 출시된 후 1998년에 이르러서는 팽창형 임플란트가 굴곡형 임플란트보다 기구 가격이 세 배나 비싸다는 점에도 불구하고 처음으로 더 많이 판매되었으며 이는 의사와 환자 모두 팽창형 임플란트의 수술 결과가 우월하다는 것을 인지했다는 보여 주는 결과였습니다. 현재 전 세계에서 음경 임플란트 수술이 가장 많은 미국에서는 팽창형 임플란트가 굴곡형에 비해 열 배 이상으로 많이 이식되고 있습니다.

현재 우리 나라는 연간 팽창형 임플란트 수술 건수가 전 세계에서 미국 다음으로 많습니다. 이에 대해서는 여러 가지 이유가 있을 수 있는데 저자의 견해로는 첫 번째, 이 수술을 잘할 수 있는 의사가 국내에 많고, 두 번째, 삶의 질 의학에 대한 우리 나라 사람들의 관심이 많이 높아졌으며, 세 번째, 한국 남성들의 남성성에 대한 관심이 매우 높기 때문입니다.

제 경험에 비추어 보면 팽창형 임플란트 수술을 받는 환자들의 90% 이상은 단순히 성관계만을 위한 목적으로 이 수술을 선택하진 않았습니다. 사실 불규칙적이긴 하지만 먹는 약에 대한 반응도 좀 남아 있고 주사제에 대한 반응은 괜찮은 환자들도 상당수 있었습니다. 이는 팽창형 임플란트의 궁극적인 목적이 성관계가 아니라 남성성의 회복이라는 것의 반증이라고 생각합니다. 제 환자들 중 팽창형 임플란트를 선택하는 환자들이 99% 이상인 것도 같은 이유로 설명할 수 있다고 봅니다.

처음 Dr. Brantley Scott이 개발했을 때 실린더, 펌프, 물주머니 이렇게 세 파트(조각)로 되어 있는 형태였습니다. 물주머니를 넣는 과정을 까다롭게 여기는 의사들이 많아 한때 실린더, 펌프 두 개의 파트로만 이루어진 두 조각(파트) 팽창형 임플란트가 앰비코어®(Ambicor)라는 이름으로 출시되었습니다만 불충분한 강직도와 부자연스러운 평상시 형태, 수술 술기가 오히려 더 까다로운 등의 이유로 더 이상 생산되지 않습니다. 이 책의 전편을 저술할 때는 앰비코어® 수술을 받은 환자들이 있었지만 현재는 거의 없기 때문에 금번 개정판에서는 세 조각(파트) 팽창형 임플란트에 대해서 좀 더 자세히 알아보도록 하겠습니다.

세 조각 팽창형 임플란트

현재 출시된 음경 임플란트 중에서 Gold Standard, 즉 가장 좋은 결과를 보이는 것은 세 조각(파트) 팽창형 임플란트입니다. 세 조각 팽창형 임플란트의 내구성 및 환자 만족도는 다른 음경 임플란트에 비해 월등히 높습니다. 굵고 탄탄하며 자연스러운 형태의 발기 상태를 가능하게 합니다. 이완되었을 때의 형태가 매우 자연스럽기 때문에 시술 여부를 타인에게 말하지 않는 이상 다른 사람이 알아채기가 거의 불가능하며 음경 임플란트 수술에 대한 경험이 없는 경우 외관상으로는 비뇨기과 의사들조차 수술 여부 모르는 경우도 있습니다. 발기가 되었을 때는 손으로 만져도 상대방이 자연 발기와 차이를 알기가 어렵습니다.

팽창형 임플란트는 음경 해면체 양쪽으로 위치하게 되는 두 개의 실린더, 음낭에 위치하는 작은 펌프 그리고 방광 옆에 위치하는 물주머니(생리 식염수 저장고) 이렇게 세 부분으로 이루어져 있습니다. 이 모든 기구는 상부 음낭이나 음경 뿌리 바로 위쪽 약 3cm 정도의 작은 구멍, 혹은 포경 수술하는 것과 같은 방식을 통해 이식을 하게 됩니다.

임플란트의 팽창과 이완은 수압을 통해 작동하며 이를 위해 60~100cc가량의 생리 식염수가 임플란트에 채워지게 됩니다. 발기를 원할 때 음낭에 위치한 펌프를 누르면 생리 식염수가 물주머니에서 음경에 위치한 실린더로 이동하게 됩니다. 실린더 자체가 상당한 내압을 유지하는 구조이기 때문에 수압으로 인해 상당한 강직도를 보이게 됩니다. 팽창형 임플란트를 통한 발기력은

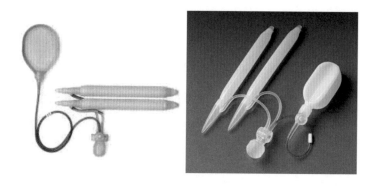

그림 7 세 조각 팽창형 임플란트: AMS 700™, 콜로플라스트 타이탄®

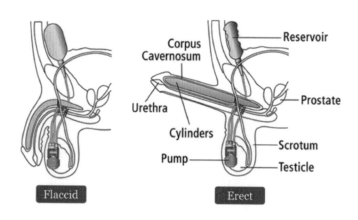

그림 8 팽창형 임플란트 삽입술 후 이완(Flaccid) 및 발기(Erect) 시 상태에 대한 모식도

자연 상태의 발기력보다 더 단단한 강직도를 가지게 되며 또한 환자가 원하는 만큼 얼마든지 발기 유지가 가능합니다. 사용 후에는 음낭에 있는 펌프 상부에 위치한 버튼을 누르면 실린더의 용액이 물주머니로 돌아가서 발기가 이완되고 음경은 다시 발기 이전의 자연스러운 상태로 돌아가게 됩니다.

현재 발기부전 치료 중 팽창형 임플란트가 가장 높은 환자 만족도를 보입니다. 98%의 환자가 사용 일 년 후 "아주 만족한다."라고 보고하였습니다. 그에 비해 주사제와 먹는 약은 50%, 진공 압착 기구는 33%의 만족도를 보였습니다. 팽창형 임플란트 시술을 받은 환자들이 "이렇게 좋은 치료가 있는 줄 진작 알았으면 더 좋았을 것이다."라고 하시는 경우가 빈번하게 있습니다. 사실 의사들 중에서도 이 수술이 있는지를 잘 모르기 때문에 많은 환자들이 수술 자체를 몰라서 받지 못하는 경우가 많다는 것이 전 세계적인 상황입니다.

환자가 발기력을 회복한 뒤 남성성을 회복했다고 느끼면 담배를 끊고, 충치를 치료하며 체중을 줄이는 등 자기 자신을 좀 더 아끼게 됩니다. 그들의 파트너와 원할 때 언제나 만족스러운 성관계를 가질 수 있고 자신의 남성성을 되찾았다는 자각이 그들 삶의 질을 굉장히 높여 주게 되며 자신의 삶에 더욱 애착을 가지는 계기가 됩니다. 대부분 환자 배우자들의 임플란트 수술 후에 경험한 관계에 대한 평가는 "수술받은 것을 느낄 수 없을 만큼 자연스러움" "강직도를 포함한 전반적인 부분에서 호전되었음" "예전보다 더욱 오랫동안 관계가 가능함" 등으로 나타나게 됩니다. 단지 극소수의 배우자들이 자신의 남편 혹은 남자친구가 발기력에 대해서 '부자연스러운' 도움을 받는 것에 대해 꺼릴 뿐 대다수의 여성들은 남성의 발기력이 개선되는 것에 대해 드러내 놓고 동의하진 않지만 매우 긍정적인 반응을 보여 줍니다.

한국에서의 경험을 보면 대체로 배우자들은 남편이 발기력을 회복하면 바람을 피울까 봐 걱정하는 경우가 대부분이었습니다. 가끔 진료실에서 배우자가 자기는 '그것'이 필요 없으니 굳이 수술을 할 필요가 없는데 왜 남편이 해야 하는 것이냐고 물어보실 때 제 대답은 다음과 같습니다.

"배우자분, 이 수술은 배우자분을 위한 것이 아니라 선생님을 위한 수술입니다. 여성들이 유방암 수술로 유방 재건술을 선택할 때 그것이 남편을 위해서나 바람피우기 위한 선택은 아니잖아요. 감각도 떨어지고 아이에게 젖을 줄 수도 없고 그렇다고 형태가 완벽한 것도 아니고 수술 시간도 오래 걸리지만, 그래도 수술을 선택하는 이유는 정상성, 그러니까 자신의 신체에 대해 부정적으로 인식하는 것을 방지해서 좀 더 행복한 삶을 살기 위한 것 아닐까 합니다. 유방암에 걸린 것도 어찌 보면 억울한 일인데 그 수술로 자신감마저 잃어버린다면 더 괴로우니까요. 남자에게 이 수술은 같은 의미입니다. 나이가 들면서 직장에서나 집에서 점점 입지가 좁아지고 몸도 예전 같지 않은 것도 속상한데 그것마저 잘 안되면 남자가 스스로를 생각할 때 겪는 괴로움은 상상보다 큽니다. 그래서 이 수술은 직접적으로는 배우자를 위한 수술이 아닙니다. 하지만 남편이 행복해지면 아내에게도 잘하게 되기 때문에 역설적으로 배우자를 위한 수술이 되는 겁니다. 유방 재건술처럼 요."

이 책의 초판을 감수하신 Dr. Steven K. Wilson은 팽창형 임플란트를 이용한 여러 치료법을 개발하였는데 대표적인 것 중 하나가 페이로니 병에서 팽창형 임플란트를 이용하여 음경의 단축 없이 만곡증을 교정하는 방법입니다.(미국 비뇨기과 학회 논문 Journal of Urology, 2001년 3월) 이 방법을 통한 초기 수술 결과가 발표된 후 수많은 추가 임상 연구 결과를 통해 페이로니 병으로 인한 심한 음경 만곡과 발기부전을 겪는 환자들에게 현재 가장 좋은 치료법으로 교과서에 실려 있습니다.

이런 수많은 장점이 있지만 몇 가지 단점이 있을 수 있습니다. 첫째, 팽창형 임플란트 기구 자체가 고가라는 것입니다. 이는 수술 후 만약에 사태에 대비해 일종의 보험과 같이 기구에 대해 상당한 보증기간을 제공하는 것이 가격이 높아지는 주된 원인입니다.

다음으로 수술 후 간혹 발기 시 귀두가 팽창하지 않는다고 하는 경우가 있습니다. 이는 자연 발기 시에는 귀두가 커지지만 임플란트만을 통한 발기의 경우 귀두가 팽창하지는 않기 때문입니다. 저자의 경험상 전체 환자의 2/3 정도에서는 성적인 자극을 받으면 귀두 역시 팽창되는 것을 확인할 수 있었습니다. 하지만 수술 전 발기력이 나빴던 환자들에서는 성적인 자극을 받아도 귀두가 팽창하지 않습니다. 사실 팽창형 임플란트의 경우 발기 강직도가 매우 단단한데 이에 대해 귀두가 쿠션 역할을 해서 파트너가 상처를 입는 것을 막아 주기 때문에 수술 전에 귀두가 팽창되지 않던 환자들도 사용에 문제는 없습니다.

마지막으로 기계적인 고장이나 감염이 매우 드물게 발생하여 재수술이 필요할 수 있다는 점입니다. 그러나 이 같은 경우는 거의 없으며 있다고 하여도 재수술 후 문제없이 사용이 가능합니다. 사실 비용 외의 단점은 딱히 없다고 해도 과언이 아닙니다. 재수술에 대해서는 다음에서 자세히 설명해 드리겠습니다.

재수술

팽창형 음경 임플란트는 현재 사용하고 있는 모든 임플란트 중 가장 내구성이 뛰어납니다. 무릎이나 엉덩이 인공 관절, 심장 판막, 치아 임플란트 중 어떤 것보다 내구성이 뛰어납니다. 비록 인간에게 이식할 수 있는 임플란트 중 가장 내구성이 뛰어나지만 음경 임플란트가 전혀 고장이 나지 않는다는 것은 아닙니다. 아무리 비싼 차도 수리나 정비가 필요 없는 것은 아닌 것처럼 현재의 연구 결과 및 경험을 종합해 보면 뛰어난 내구성에도 불구하고 사용 중 어떤 시점에 기구를 교체해야 하는 경우가 발생할 수도 있습니다. 하지만 임플란트의 고장률이 극히 낮기 때문에 현재 임플란트 제조사들은 기구에 대해 상당한 보증기간을 제공하고 있습니다. 이 글을 적는 현재까지는 저자가 수술에 사용하는 임플란트들은 제조사에서 평생보증을 제공하고 있습니다.

사실 환자 입장에서 기구 고장으로 인한 재수술은 수술을 하는 집도의만 잘 선택한다면 딱히 크게 걱정할 것이 없습니다. 임플란트 같은 실리콘 기구가 몸에 들어오면 우리 몸에서 임플란트를 둘러싸는 보호막을 만듭니다. 아주 질긴 가죽과 같은 재질의 방이 생긴다고 보시면 되겠습니다. 그래서 기구 고장으로 인한 재수술 때에는 기존에 생긴 방에다가 임플란트만 바꿔 넣는 것이기 때문에 첫 수술보다 환자가 경험하는 통증이나 불편함은 훨씬 적습니다. 그렇지만 하나 꼭 기억해야 할 것은 재수술은 사실 첫 번째 수술보다 술기적으로는 훨씬 까다로우며 고장 난 부위만 교체하는 것이 아니라 이식했던 모든 기구를 제거하고 전부 새 기계로 교체해야 한다는 점입니다. 그렇기 때문에 성공적인 재수술을 위해서는 일반적인 비뇨기과 의사가 받는 수련과 경험이 아니라 음경 임플란트에 대한 집중적인 수련 및 고난이도 술기에 대한 숙련을 필요로 합니다. 이를 환자 입장에서 다시 생각해 보면 최근 2~3년 동안 한 해에 100건 이상의 팽창형 임플란트 수술을 해 왔던 의사라면 큰 걱정을 안 해도 될 것 같습니다. 이 글을 적는 현재 연간 100건 이상의 팽창형 임플란트 수술을 하는 의사는 전 세계적으로 30명 안팎으로 추산하고 있습니다. 대부분이 미국과 영국에 위치하고 아시아에는 한국에만 그 정도 경륜의 의사들이 있는 상황입니다. 현재까지는 저자도 그중 한 명으로 활동하고 있습니다.

음경 임플란트 수술은 기구보다 집도의에 따라 수술 결과에 매우 큰 차이를 보입니다. 이는 수술이 그만큼 까다롭기 때문입니다. 포경 수술이나 정관 수술의 경우 어떤 비뇨기과 의사를 집도의로 선택하느냐가 수술의 결과에 큰 영향을 미치진 않습니다. 술기가 그렇게 어려운 수술이 아니기에 고도의 전문성을 요구하지 않기 때문입니다. 하지만 음경 임플란트 수술은 관상동맥 우회로술이나 인공 관절 수술에 비교할 만큼 난이도가 높기 때문에 집도의의 경험과 숙련도가 수술 결과에 지대한 영향을 미치게 됩니다.

재수술이 필요한 환자들께 그나마 다행인 점은 이전에 언급한 것처럼 수술하는 의사는 힘들지만 환자는 수술 후 과정이 첫 수술보다 쉽게 지나간다는 것입니다. 또한 이렇게 재수술을 받아야 하는 환자들은 임플란트로 인해 삶의 질이 크게 향상되어 재수술에 대해 큰 불만이 없다는 것도 또 하나 눈여겨봐야 할 점입니다.

음경 임플란트의 안전성

현재 국내에 시판되고 있는 콜로플라스트사와 AMS사의 임플란트들 모두 대한민국 식약청으로부터 인체에 무해하며 그 효과에 대한 인증을 받은 제품들입니다. 우리 나라에서는 1990년대 초반부터 음경 임플란트 수술이 시작되었고 현재까지 그 안전성에 대한 문제는 일절 제기되지 않았습니다. 음경 임플란트들은 안전한 의료용 실리콘(인공 관절이나 심장 판막에 사용됨)을 사용하며, 실리콘 젤이 아닌 식염수로 충전하게 됩니다. 재료 자체가 가슴 확대에 사용하는 실리콘 젤 충전형 임플란트와 다르기 때문에, 실리콘이 체내의 다른 부위로 흘렀다거나 자가 면역 반응이 있었다는 보고가 미국에서만 지난 30년 간 25만 명의 수술 환자 중에서 전무합니다. 결론적으로 우리 몸에 이식이 되어도 수술 때 문제가 없었다면 음경 임플란트 그 자체로는 평생 문제를 일으키는 일은 없다는 것입니다. 이러한 이유로 만일 기구가 고장이 나더라도 제거하지 않아도 아무런 문제가 없게 됩니다.

기구 감염에 대한 안전성을 더하기 위해 AMS사에서 출시되는 일부 기구에는 특별히 포도상구균을 억제하기 위한 항생제가 코팅되어 있습니다. 포도상구균은 피부에서 흔히 관찰할 수 있는 상재균으로 일반적으로는 문제를 일으키지 않는 순한 균이지만 임플란트 시술 후 감염된 경우에는 문제를 일으킬 수 있습니다. 현재까지 연구 결과 이러한 항생제 코팅을 통해 이미 낮았던 감염률이 한층 더 낮아진 것을 알 수 있었습니다. 콜로플라스트사 기구들은 항생제를 흡수할 수 있는 특수한 코팅이 되어 있어 상황에 맞게 항생제를 입힐 수 있습니다. 양측 회사 모두 항생제 코팅을 통하여 통계적으로 의미 있게 감염률이 낮아졌습니다. 그 결과 위험 인자(당뇨, 척수 신경 손상)가 없는 환자의 경우 감염률이 1% 미만으로 나타났으며 당뇨가 있는 환자의 경우 2% 정도로 나타났습니다. 저자의 수술 사례들을 분석한 결과 당뇨병의 유무나 수술 직전 공복 혈당 수치와 수술 후 감염률은 무관한 것으로 나타났습니다. 당뇨 환자들은 수술 후 회복이나 감염률에선 차이가 없었고 다만 수술 2주 후 가벼운 일시적 신경통의 발현 비율이 약 14% 정도 높았습니다. 기구에 항생제 코팅이 가능함으로 인해 음경 임플란트는 모든 보형물 및 임플란트(정형외과, 치과, 흉부외과 등) 중 가장 낮은 감염률을 자랑합니다. 이러한 결과를 통해 현재 다른 신체 임플란트에도 항생제나 항생제 흡수 코팅을 연구 및 실험하고 있습니다.

팽창형 임플란트 수술 결정 시 유의 사항

어떤 수술이든지 수술을 받겠다는 결정은 신중해야 합니다. 특히나 발기부전의 경우 죽고 사는 문제가 아니기 때문에 내가 이 수술이 얼마나 필요한가에 대해 잘 생각해 볼 필요가 있습니다. 수술 자체로 보자면 첫 수술의 성공률이 가장 높고 합병증의 가능성이 가장 낮습니다. 그렇기 때문에 첫 수술에 대해 결정하는 것은 환자의 예후에 지대한 영향을 미치게 됩니다.

또한 어떤 수술이든 수술을 받고 나면 우리 몸은 영구적인 해부학적 변화를 겪게 됩니다. 즉, 수술 후에는 절대 이전의 몸으로 돌아갈 수 없다는 것입니다.

그러므로 환자들은 수술을 받기 전에 다른 치료법들의 치료 범위와 가용성에 대해서 충분히 고민해 보는 것이 중요합니다. 치료법에 대한 궁금증이나 두려운 부분에 대해서는 수술이나 치료를 진행하기 전에 해결하는 것이 좋습니다. 저자는 환자에게 가능한 치료법들에 대해서 충분한 시간을 가지고 논의하는 것이 의미 없는 검사만 반복적으로 하는 것보다 훨씬 중요하다고 생각합니다. 또한 환자가 자신이 발기부전에 대해서 무엇을 원하는가에 대해 그 분야에 경험이 많은 의사와 같이 고민해 보는 시간이 꼭 필요하다고 생각합니다. 환자는 자신의 경우만을 가지고 생각하지만 의사의 경우 비슷하거나 같은 상황의 환자들을 오랜 시간 동안 지켜보면서 그들의 경과를 알기 때문에 환자의 선택에 따른 예후나 결과를 설명해 줄 수 있고 그를 통해 환자의 선택을 도울 수 있기 때문입니다.

다음으로 고려할 부분은 배우자입니다. 팽창형 임플란트 수술 시에 사실 배우자와의 갈등이 발생할 수 있는 부분이 있습니다. 환자가 수술을 받는다면 그는 발기부전으로 성관계가 불가능한 상태에서 성관계에 전혀 문제가 없는 예전의 상태로 돌아가는 것입니다. 환자는 이 사실이 배우자에게 심리적 불편함을 느끼게 할 수 있다는 것을 이해하고 그에 대한 해결책을 미리 고민해 보는 것이 좋습니다. 저자의 경험상 대부분의 우리나라 환자들은 배우자에게 수술을 알리고 싶지 않아 합니다. 사실 아예 수술을 받는 것을 이야기하지 않는 환자들이 약 80% 정도 되는 것으로 보입니다. 그러한 환자들 중 절대 다수는 배우자와의 관계에서 나중에 수술 사실을 안다고 하더라도 문제가 없고 대체로는 수술 여부를 모르고 지내는 것으로 파악하고 있습니다. 여기에 정답은 없고 환자가 처한 상황마다 해결책은 다를 것입니다만 저자의 조언은 수술을 고민할 때 환자 자신만을 생각해 보시라는 것입니다. 특히 이 수술로 얻을 수 있는 이익과 감수해야 할 손해를 마음의 저울에 달아 보고 수술의 이익이 압도적으로 높을 때 수술을 선택하신 환자들의 경우 사실 수술 후에 생기는 일들에 대한 스트레스로 고생하시는 일을 거의 볼 수 없었기 때문입니다.

많은 경우 여성들은 남성에게 발기부전이 찾아오면 처음에는 자신이 더 이상 남성에게 매력적이지 못해서 그런 일이 생겼다고 자책하게 됩니다. 오랜 시간 이런 상황이 지속되게 되면 일부 여성들은 남성이 더 이상 성적으로 활발하지 않기 때문에 자신을 떠나지 않을 것이라는 안도감을 가지게 되기도 합니다. 특히 이 같은 여성들은 남성이 팽창형 임플란트로 발기력을 영구적으로 회복하게 되면 자신의 남성이 좀 더 매력적이거나 어린 여자를 찾아 떠날 것이라는 걱정을 하게 됩니다. 그러나 사실은 대부분의 커플이 이런 감정을 금방 극복하고 새로워진 성관계를 통해 관계에 대해 좀 더 깊은 만족을 느끼게 된다고 보고하고 있습니다. 배우자에게서 "이렇게 좋은 적이 없었어요."라는 반응이 흔한 이유도 이 때문입니다. 저자는 이 같은 오해가 있는 이유를 팽창형 임플란트 수술이 단순히 성기능을 회복하기 위해서 받는 것이라는 착각 때문에 기인한다고 생각합니다. 많은 여성들에 있어서 수술을 선택하는 대부분의 남성들이 성관계보다는 자신의 남성성을 회복하고 자신감을 되찾기 위한 것이라는 점을 이해하고 받아들이기가 어려운 것 같습니다.

팽창형 임플란트 수술을 받는 남성들의 배우자들은 남성이 수술이라는 침습적인 방법을 선택한 이유가 더 행복하고 조화로운 삶을 위함임을 이해할 필요가 있습니다. 저자의 경험상 대다수의 남성들이 아내에게 미안하기 때문에 이 수술을 선택하였습니다.

이는 단순히 성관계만이 아니라 그를 통한 친밀감이나 관계의 개선을 원하는 것이라는 점이 중요한 포인트입니다. 누구나 자신의 배우자와 좋은 관계로 행복하게 지내고 싶기 때문입니다. 또한 음경 임플란트를 통해서 남녀 간의 성관계 역시 예전과 마찬가지로 자연스럽게 이루어진다는 것에 대한 이해가 필요합니다. 음경 임플란트, 특히 팽창형 임플란트는 부자연스럽거나 기괴한 것이 아니고 억지로 성관계를 가능하게 하는 것도 아닙니다. 치아 임플란트와 마찬가지로 단지 심하게 손상된 신체 일부의 기능만 정상적으로 돌리는 것입니다. 성욕은 인간의 기본적 욕구 중 하나입니다. 그렇기에 팽창형 임플란트 수술은 무릎 인공 관절이나 치아 임플란트를 하는 것과 같이 기능이 손상된 신체를 보완해 주어 기본적인 욕구를 충족하기 위해 이루어지는 것입니다. 유방암으로 유방 전 절제술을 시행받은 여성이 유방 재건술을 받는 경우가 가장 비슷한 비교일 것입니다. 기본적인 욕구들이 잘 해소되는 것이 우리 삶이 좀 더 행복해지는 데 도움을 줄 수 있기 때문입니다.

하지만 이러한 이유들과 훌륭한 수술 결과들에도 불구하고 일부 환자들은 음경 임플란트의 선택을 매우 어려워합니다. 사실 수술이라는 것이 쉬운 선택이 아니고 팽창형 임플란트는 꼭 받아야 하는 수술도 아니기 때문입니다. 그러나 발기부전으로 다른 치료가 만족스럽지 않은 환자들은 이미 임플란트를 받은 환자의 경험담을 들어 보시길 꼭 권해 드립니다. 분명 다른 이들의 경험을 통해 수술이 나에게 필요한지 아닌지 결정하시는 것에 도움을 얻으실 수 있을 것입니다. 팽창형 임플란트 수술을 받았던 환자들의 경험담은 YouTube 채널에서 '팽창형 임플란트 수술 후기'를 검색하시면 시청하실 수 있습니다.

팽창형 임플란트 수술 집도의 선정하기: 어금니 두 개 이야기

만일 내가 팽창형 임플란트 수술을 받기로 결정했다면, 환자는 어떤 의사에게 자신을 맡기도록 선정해야 하는 것일까요? 미국에는 예전부터 어떤 의사를 선택해야 하는가에 대한 격언이 있습니다. "내과 의사는 젊은 사람으로, 외과 의사는 나이가 지긋한 사람으로 선택하라." 이는 내과적 지식은 최근에 수련을 받아 최신의 내용에 대해 잘 알고 있는 젊은 의사가 좋고, 수술을 하는 의사들은 지식을 바탕으로 경험을 통해 숙련된 의사가 좋다는 조언입니다.

팽창형 임플란트와 같이 고도의 전문성을 요구하는 수술은 그 수술만 전문으로 하는 비뇨기과 전문의에게 받는 것이 최선일 것입니다. 이전에도 언급했지만 중요한 부분이라고 생각하기에 다시 한번 기술하자면 저자의 기준으로는 최근 2~3년 동안 한 해에

100건 이상 수술을 하고 있는 의사라면 그 수술 결과에 신뢰가 간다고 생각합니다. 이 기준에 부합하는 의사들이 현재 전 세계적으로 약 30명 정도 됩니다. 대부분은 미국과 유럽, 호주에 분포하고 있는데 저자도 이들 중 한 명으로 저희들은 보통 학회에서 팽창형 임플란트 수련과 교육에 관련된 프로그램을 자주 맡게 됩니다. 이렇게 팽창형 임플란트 수술에 집중한 비뇨기 임플란트학 전문의가 다양한 수술을 하는 의사들보다 팽창형 임플란트 수술 결과가 월등히 뛰어나다는 것은 이미 많은 연구와 논문으로 증명되어 있습니다. 그에 관련된 개념이 Center of Excellence로 이는 단순히 수술 결과가 좋다는 것이 아니라 그 수술 한 분야에만 집중한다는 것을 의미합니다.

팽창형 임플란트 수술이 가장 많이 시행되는 미국에서의 통계를 보면 90%의 팽창형 음경 임플란트가 오직 3%의 비뇨기과 전문의에 의해 집도됩니다. 이런 결과가 나타나는 이유는 첫째, 팽창형 임플란트 수술이 까다롭고, 둘째, 경험이 적은 의사가 수술에 실패했을 때 환자가 제기한 의료 소송에서 대부분 패소하게 되기 때문입니다.

잠시 딴 이야기를 하자면 저자의 경우 윗 어금니 두개를 뽑아야 했습니다. 한꺼번에 두 개를 뽑은 것은 아니고 6개월 주기를 두고 뽑아야 했는데 직접적인 원인은 치주의 감염 때문이었습니다. 왼쪽 윗 어금니의 잇몸이 붓는 증상이 간혹 있었는데 괜찮겠지 하고 지내다가 통증이 심해져서 치과를 찾았더니 치주에 감염이 되어 농양이 생겼다고 진단받았습니다. 그때가 제가 한국에서 팽창형 임플란트 수술을 시작한 지 대략 2년 정도 지난 시점으로 나이가 30대 후반이었습니다. 제 담당 치과 선생님께선 젊고 건강한 사람에게 치주 농양은 흔하지 않은 일이기에 농양만 긁어내면 좋아질 것으로 예상했지만 농양이 자꾸 재발하면서 거의 한 달 동안 정말 극심한 통증을 겪어야 했습니다. 그래서 결국 제거하자고 했고 어금니를 뽑게 되었습니다. 딱 6개월이 지난 뒤, 이번에는 우측 어금니가 똑같은 증상이 생겼습니다. 그래서 이번엔 큰 고민 없이 빨리 뽑자고 해서 비교적 덜 고생하고 어금니를 뽑았습니다. 치과 선생님과 함께 고민을 해 봤습니다. 왜 어금니에 그런 문제가 생긴 걸까? 치과 선생님의 검진 결과 제 턱 근육이 비정상적으로 발달해 있었음을 알게 되었습니다. 딱히 딱딱한 음식도 안 먹는데 왜 그랬을까? 결국 찾아낸 이유는 제가 팽창형 임플란트 수술을 할 때 저도 모르게 이를 너무 악 물고 있어서 그랬던 것입니다. 그래서 한동안은 턱 근육에 보톡스도 맞고 수술할 때 이를 보호하기 위해 마우스 피스를 물고 수술해야 했습니다. 제가 팽창형 임플란트 수술을 배우러 미국에 가기 전 한국에서 확대 수술을 2년 반 동안 1,500건 정도 했을 때도, 전공의 시절 집도의는 아니었지만 수술에 참여했을 때도 이를 물어서 문제가 된 적은 없었는데 팽창형 임플란트는 수술 난이도가 상당했기 때문에 무의식적으로 이를 꽉 무는 습관이 생겨난 것이었습니다. 그 결과 어금니의 뿌리, 즉 치주까지 미세 골절이 일어나서 양쪽 어금니를 뽑게 된 것이라고 봅니다. 다행히도 지금은 습관을 바꾸려고 노력하기도 했고 수술이 익숙해진 것도 있고 해서 더 이상 치아 문제는 없습니다. 이렇게 긴 이야기를 통해 제가 말씀드리고 싶은 것은 팽창형 임플란트 수술은 정관 수술이나 포경 수술과 같은 범주의 수술이 아니기 때문에 집도의 선정에 주의를 요한다는 것입니다.

다른 수술들과 마찬가지로 이 수술을 결심한 환자는 수술에 대한 경험이 풍부하고 집도의 본인의 수술 결과 및 경험에 대해서 솔직하게 말할 수 있으며, 수술 후 발생할 수 있는 다양한 문제들에 대해 충분한 수련을 거친 의사를 시간이 들더라도 찾아내야 합니다.

팽창형 임플란트는 발기부전에 대한 수술이기 때문에 특히나 더 그렇습니다. 왜냐하면 죽고 사는 문제가 아닌 일로 받는 수술이기 때문에 수술 후에 합병증을 겪게 되면 수술을 받은 환자나 수술한 의사 모두 감당하기 힘든 고통을 겪게 됩니다. 환자 입장에선 괜히 했다 생각하면서 후회하고 의사 입장에선 어려운 수술을 겨우 했지만 그 결과 멀쩡한 사람을 아프게 만들었다는 자괴감에 괴로워하기 때문입니다. 또한 팽창형 임플란트는 첫 수술의 성공률이 가장 높습니다. 그렇기에 수술의 결정부터 집도의 선정에 신중을 기하는 것이 환자에게 매우 중요합니다.

우리는 병원을 다양한 이유로 찾습니다. 그리고 다양한 전공의 수많은 의사들을 만나게 됩니다. 인터넷을 찾아보아도, 병원 홈페이지를 들여다봐도 내가 만나게 될 의사가 어떤 사람인지, 나에게 좋을지 알기가 어렵습니다. 그렇기에 저자가 가장 권하는 방법은 의사'들'을 만나 보라는 것입니다. 물론 이것은 현재 의학학회의 권고 사항과는 조금 거리가 있는 조언입니다. 학회 권고 사항은 doctor shopping, 즉 환자가 같은 질환에 대해 여러 의사들을 만나러 다니는 것을 권장하지 않습니다. 하지만 이건 지금의 현실, 특히 외과적 수술에 한해서는 좀 거리가 있는 이야기라고 생각합니다. 자본주의 시장경제의 환경에서 대부분의 병원들은 이윤을 추구합니다. 안타깝게도 단기간의 이윤만을 추구하여 필요 없는 수술을 권하는 병원들이나 자신의 실력에 비해서 어려운 수술이라도 이윤이 된다면 권하는 의사들이 없다고 말할 수 없을 것입니다. 그렇기에 저는 수술을 받으려고 생각하신다면 여러 의사들을 만나 보는 것이 좋다고 생각합니다. 물론 잘 아는 사람의 추천만큼 좋은 것은 없겠지만 항상 그런 추천을 받을 수는 없으니까요. 의사와 환자의 관계에도 궁합이 있습니다. 내가 마음이 가고 신뢰가 가는 의사에게 수술을 받아야 수술 후 경과도 좋습니다. 환자 입장이 되면 누구나 본능적인 직감이 발달하게 됩니다. 상대가 나에게 어떤 의도를 가지고 있는가를 그리 어렵지 않게 느낄 수 있습니다.

최근에는 여러 동영상 채널에서 의사들에 대한 영상을 확인할 수 있습니다. 하지만 제일 확실한 것은 결국 직접 만나 보는 것이라고 생각합니다. 매사 그렇지만 일은 사람이 하는 것이고 수술도 결국엔 사람이 하는 것이기 때문에 내가 어떤 의사에게 수술을 받을 것인가에 대해서 신뢰할 수 있는 것이 가장 중요합니다. 좋은 인연이 중요한 건 어느 일이나 마찬가지 아닐까요?

다음으로 확인하셔야 할 것은 의사의 연구 학술 활동입니다. 한국에선 대학 병원에 있는 의사들만 연구 학술 활동을 한다고 생각하는 경향이 있습니다만 실제로 연구 학술 활동은 모든 의사들이 평생 동안 계속해야 되는 것입니다. 미국, 유럽 그리고 호주 등 의료 선진국에서는 의사들의 평생교육을 중요시하여 Continued Medical Education, 줄여서 CME 필수 이수 학점을 매년 채워야만 의사 면허가 유지되도록 하고 있고 우리나라도 점차 이러한 추세로 나아가고 있습니다. 이처럼 실제로 연구와 교육을 같이 하는 의사들만이 새로 개발되는 기술이나 의료 기기에 대한 지식을 꾸준히 습득할 수 있습니다. 또한 수술 수련을 하는 것은 본인의 술기를 발전시키는 매우 중요한 과정입니다. 의사들이 공부하기를 멈추는 때는 은퇴할 때라고들 합니다. 가속화되는 의학 기술 발전에 꾸준한 교육을 지속하는 의사가 환자들에게 제대로 된 도움을 줄 수 있을 것입니다.

Part IV

남성 요실금 · 오르가즘 요실금

제11장

남성 요실금

"전립선암 수술받은 뒤 잠깐 딴 데 신경을 쓰면 살짝살짝 소변이 샙니다. 크게 젖을 정도는 아닌데 특히 골프 치러 가서 스윙을 크게 할 때 신경이 많이 쓰입니다. 그리고 가끔 컨디션이 안 좋으면 밤에도 좀 젖어서 깨곤 합니다. 발기가 안 되는 것도 그렇지만 요실금이 정말 불편해요."

- 김○○, 72세 -

"전립선암 수술 후 아내가 입으로 애무를 해 주는데 발기가 되진 않아도 오르가즘을 느낄 수 있었습니다. 그러나 오르가즘 때 정액이 아니라 소변이 새서 정말 당황스러웠어요. 그 후로 발기가 되지 않는 것도 미안하지만 그런 일이 있었던 것에 너무 위축이 되어서 괴로웠습니다."

- 차○○, 63세 -

하부 요로계의 해부학적 구조

요로계는 소변이 생성되어 몸 밖으로 나가는 신체 장기들의 집합으로 특수한 배관을 통해 물이 빠져나가는 하수도 배관과 비슷한 구조라고 보시면 됩니다. 요로계는 한 쌍의 신장과 요관, 방광 그리고 요도로 이루어져 있습니다.

신장은 혈액에서 노폐물과 독소를 걸러내고 몸에 필수적인 당분과 필수 미네랄들을 재흡수하는 정화 필터의 역할을 합니다. 이렇게 신장이 혈액을 필터하고 남은 것들이 바로 소변입니다. 신장에서 생성된 소변은 요관이라 하여 방광과 신장을 이어 주는 가는 대롱을 통해 방광으로 흘러 들어가게 됩니다. 요관은 직경이 약 0.5cm 정도 되는 근육으로 이루어진 관으로 연동 운동을 통해 신장에서 방광으로 소변을 짜 주는 기능을 하게 됩니다. 방광은 배설하기 전까지 소변을 저장해 둘 수 있도록 탄성을 가진 근육 주머니라고 생각하시면 되겠습니다. 이 방광에서 체외로 소변이 나가는 길이 바로 요도입니다. 요도 괄약근은 힘 좋은 근육으로 요의를 느껴 소변을 볼 때까지 요도를 압박하여 소변이 새어 나가지 않도록 하는 역할을 합니다. 요도 괄약근이 이완되면 비로소 방광에 있던 소변이 요도로 나가게 되고 수축하면 방광에 소변이 다시 차게 됩니다. 방광에 소변이 채워지는 동안 뇌에 있는 배뇨 중추 신경이 방광의 수축을 억제해서 소변이 나가는 것을 막고 있다가 방광에 소변이 충분히 찼고 소변을 볼 수 있는 사회적인 여건이 갖추어졌을 때 소변을 볼 수 있도록 조절하게 됩니다. 소변을 보는 동안 괄약근은 이완되며 동시에 방광이 수축되어 소변이 요도를 통해서 나갈 수 있도록 조화로운 움직임을 보이게 됩니다.

남성 요실금 및 오르가즘 요실금의 원인

남성은 요도를 막아 주는 괄약근이 두 개이기 때문에 일반적인 상황에서 요실금이 잘 생기진 않습니다. 반대로 여성은 괄약근이 하나이기 때문에 나이가 들면서 복압성 요실금, 크게 웃거나 재채기하거나 줄넘기를 넘는 등 배에 힘이 들어가는 상황에서 소변이 새는 일이 흔하게 생깁니다. 그래서 남자는 나이가 들수록 누구나 전립선 비대증을 겪게 되어 소변을 보기가 힘들어지고 여자는 골반 근육이 약화되어 요실금을 겪게 됩니다. 신은 공평하다는 이야기가 인체에도 적용되는 것 같습니다.

이렇게 해부학적으로 남성은 요실금이 잘 생기지 않는 구조이지만 두 개의 요도 괄약근 중 하나가 소실되는 상황에서는 남성도 요실금을 겪게 됩니다. 요도 괄약근 중 하나가 제거되는 대표적인 경우가 바로 전립선암 수술입니다. 전립선이 제거되면서 방광에 위치하는 요도 괄약근만 남게 됩니다. 전립선암 수술 후 대부분의 환자들이 괄약근 기능이 잘 회복되어도 경미한 요실금은 남게 됩니다. 괄약근 회복이 좋지 않았던 환자들은 패드나 기저귀를 사용해야 될 정도로 심한 요실금을 겪게 됩니다.

전립선암 수술 후 또 하나 겪게 되는 요실금은 오르가즘 요실금입니다. 오르가즘 요실금은 비교적 최근에 주목을 받게 된 질환으로 남성이 오르가즘을 느낄 때 소변이 새는 것을 말합니다. 전립선암 수술 후에는 정액을 생성하는 정낭과 전립선, 배출하는 사정구가 사라지기 때문에 사정이 되지 않습니다. 오르가즘을 느껴도 아무것도 나오지 않는 것이 일반적입니다. 하지만 오르가즘 요실금은 하나만 남은 요도 괄약근의 기능 이상 혹은 저하로 오르가즘 때 방광 경부를 적절하게 압박해 주지 못해 발생하게 됩니다.

전립선암 수술 후 암에서 생존한 환자들이 처음에는 암이 치료되었다는 것에 안도하지만 요실금을 겪게 되면 삶의 질이 눈에 띄게 떨어지는 것을 겪습니다. 소변이 새는 것 자체도 불편하지만 그로 인해서 자신에게 냄새가 날까 봐 다른 사람들이나 손자, 배우자마저도 가까이 오는 것을 꺼리게 되며 외톨이가 되는 경우를 자주 봅니다. 특히 더운 여름에는 소변이 조금만 새도 냄새가 상당히 날 수 있기에 야외 활동을 극도로 자제하는 환자들을 자주 접할 수 있었습니다.

미니 쥬페뜨: 남성 요실금 및 오르가즘 요실금의 치료

남성 요실금의 치료는 원래 요실금의 정도에 따라 다른 치료를 선택할 수 있습니다. 그러나 국내에는 아직 제대로 된 남성 슬링, 요실금 테이프 치료가 도입되지 않아서 심한 요실금에 대한 치료인 인공 요도 괄약근 치료만이 가능한 상황입니다.

남성 요실금은 팽창형 임플란트가 개발된 시기와 비슷하게 인공 요도 괄약근의 개발로 치료의 전환점을 맞이했습니다. 그 전까지는 다른 치료가 없었지만 인공 요도 괄약근의 경우 심한 요실금에서도 상당한 효과를 보였습니다. 현재 이는 국내에서도 평생 1회 보험적용이 되고 있습니다. 까다로운 수술법 때문에 국내에선 주로 대학 병원에서 그 수술이 이루어지고 있습니다.

남성 오르가즘 요실금의 경우 비교적 최근까지도 그 치료법이 없었습니다. 질환 자체에 대한 관심도 사실 얼마 전에 시작되었습니다. 그러던 중 벨기에의 Dr. Robert Andrianne이 오르가즘 요실금이 있는 남성은 전립선암 수술로 인한 발기부전도 동반되어 있는 경우가 대부분이기 때문에 팽창형 임플란트 수술과 동시에 시술하는 Mini-Jupette(미니 쥬페뜨)라는 획기적인 방법을 고안했습니다. 이는 팽창형 임플란트 수술 시에 근막이나 메쉬 조직을 요도의 일부에 같이 덮어서 고정하는 것으로 팽창형 임플란트가 팽창하게 되면 근막이나 메쉬가 요도를 압박하여 오르가즘

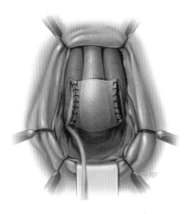

그림 9 요도의 일부에 같이 덮인 조직

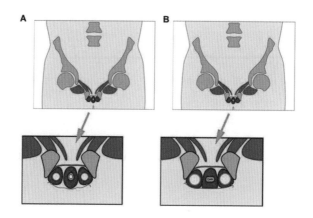

그림 10 임플란트가 팽창하면 요도가 압박되는 것을 보여 준 모식도

을 느껴도 소변이 새지 않도록 돕는 것입니다.

Dr. Andrianne이 이 방법에 대해서 발표한 후 미국 UC Irvine 의 Dr. Faysal Yafi의 주도 하에 다양한 국가의 의사들이 모여 미니 쥬페뜨에 대한 임상 연구를 시행했습니다. 저자 역시 그 연구에 참여하였고 공동 연구 결과 95% 이상의 높은 성공률과 추가적 시술로 인한 합병증은 거의 발견되지 않았습니다. 또한 남성 오르가즘 요실금뿐만 아니라 가벼운 남성 요실금에서도 효과를 보이는 것으로 확인되어 미니 쥬페뜨 수술법의 적응증은 더 넓어질 것으로 전망합니다.

Part V

당신·당신의 배우자 그리고 같은 길을 걸었던 사람들의 이야기

제12장

발기부전 完治하기

"당신의 문제에 대해 차분하게 같이 의논할 수 있고 이야기하기 편안하며 당신을 이해해 줄 수 있는 의사를 찾으세요. 제가 처음 만난 의사는 제 상황에 대해서 경솔한 판단을 내린 뒤 그냥 그대로 사는 것이 어떻겠냐고 하더군요. 그대로 병원을 나와서 다시 제 상황에 대해 제가 느끼는 것처럼 심각하게 받아들일 수 있는 의사를 찾아갔습니다. 제 상황을 이해하지 못하는 사람에게 어떤 치료를 기대할 수 있겠어요."

- 김○○, 72세 -

"저는 당뇨 진단을 15년 전에 받고 3년 전부터는 인슐린으로 조절 중입니다. 발기부전으로 찾아간 비뇨기과에선 혈액 검사를 시행하고 난 뒤 남성 호르몬 레벨은 정상이니까 비타민이나 정력에 좋다는 음식과 경구용 발기부전 치료제를 권하더군요. 별로 효과 없었습니다. 그 의사는 팽창형 임플란트에 대해 전혀 알지 못했기 때문에 저를 도울 수 없었어요. 그때만 해도 제 발기부전은 방법이 없는 줄 알 았습니다."

- 최○○, 65세 -

대다수의 비뇨기과 의사들은 발기부전을 전문으로 진료하진 않기 때문에 발기부전 환자들은 사실 큰 관심사가 아닙니다. 특히 우리나라는 피부비뇨기과 형태의 진료가 많기 때문에 먹는 약이나 주사 치료 정도만 설명하는 경우가 대부분입니다. 사실 비뇨기과 의사들이 대학 병원 수련 기간 동안 음경 임플란트에 대해서 거의 접할 수 없기 때문에 내용을 잘 모르는 것이 당연하다고 볼 수 있습니다. 이 글을 적는 2019년 말 현재까지 국내 대부분의 팽창형 임플란트 수술은 개인 병원에서 이루어지고 있기 때문입니다.

최근에 들어 병원들이 점차 전문화하는 추세로 가고 있습니다. 특히 우리나라의 개인 병의원은 매우 높은 경쟁을 겪기 때문에 단순히 그 과가 아니라 아주 특정한 한 분야에 대해서만 전문화하는 경우가 종종 보입니다. 이처럼 발기부전 또한 전문화 진료를 추구하는 병원에서 진료를 받으신다면 좀 더 도움이 되실 것입니다. 발기부전은 단순히 약이나 주사를 처방하고 수술을 하면 되는 질환이 아니라 면밀한 진료와 깊이 있는 경험을 가지고 환자가 원하는 것을 같이 찾아가며 만일 환자가 수술이 필요하거나 원한다면 높은 난이도의 수술을 문제없이 할 수 있어야 하기 때문입니다.

다른 환자들의 경험담

발기부전은 단지 음경만의 문제가 아닙니다. 부부간의 성관계가 많은 경우 예상 수명이 길어진다는 것은 이미 수많은 연구를 통해 입증되었습니다. 발기부전이 있는 남성은 스스로를 건강하지 않다고 생각하며 실제로 건강하지 않은 행동을 하게 됩니다. 또한 많은 경우 사교적인 대외활동을 그만두고, 손자나 손녀와 놀아주는 것도 꺼려하며, 짜증만 내고 우울해합니다. 또한 관계 중 발기가 소실되는 것이나 발기가 되지 않는 것으로 인해 남성성에 대한 큰 상처를 입게 됩니다. 발기부전에 대한 진료 시에 안전하고 비침습적인 치료에 대한 부분도 중요하지만 이처럼 환자의 삶의 질이 나빠져 있는 것에 대해 자세히 알아보고 어떤 치료법이 환자의 상황에 가장 적절할지 알아보는 것이 더욱 중요합니다.

이 책에는 발기부전의 치료에 대한 경험을 나누고자 하는 환자와 그 배우자들의 이야기가 있습니다. 많은 경우 직접 이야기하기는 어렵지만 그들의 경험담을 여기 책에 남겨 다른 이들에게

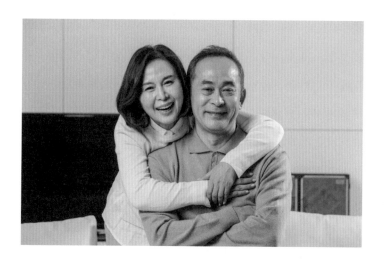

전하고자 하였습니다. 특히 발기부전의 치료 후 남편이 변한 것에 대한 배우자들의 경험담은 그들이 꼭 전했으면 하는 것 중 하나였습니다.

부부가 음경 임플란트를 발기부전의 치료법으로 선택하는 것을 고민하는 이유를 이해하기는 어렵지 않습니다. 대부분의 남성은 자신의 가장 민감한 부위에 대해서는 어떠한 수술이라도 가급적이면 피하려고 할 것입니다. **더군다나 수술로 인해서 발기부전이 온 경우, 환자들이 추가적인 수술을 받기를 꺼려한다는 것은 충분히 공감할 수 있는 부분입니다.**

진료실에서는 다음과 같은 상황을 흔하게 볼 수 있습니다. 음경 임플란트란 것을 알게 된 남성들은 대부분 즉각 이 치료법에 대해서 알고자 합니다. 그 뒤 갈등과 두려움이 찾아옵니다. 임플란트에 관련된 정보를 공부하고, 비뇨기과에서 진료를 받고 진단을 위한 검사를 시행한 뒤에도 수술을 결정하는 것은 수개월에서 수년까지도 걸리게 됩니다. 유감스럽게도 어떤 분들은 평생 결정을 못 내리게 됩니다.

실제 사례

다음의 실제 사례들은 저희 환자분들의 발기부전에 대한 치료 경험담 중 전형적인 사례들을 선별한 것들입니다. 사례에 나오는 이름이나 직업 등의 정보는 수정하여 환자분의 개인 정보가 노출되지 않도록 하였습니다.

김태식 씨는 70대 후반의 남성으로 2년 전 배우자와 사별하였습니다. 배우자가 암에 걸려 투병하였고 그로 인해서 장기간 부부관계를 가지지 않고 서로 사랑으로 의지하며 지냈습니다.

사별 후 그는 소개로 만난 연하의 여성과 데이트를 시작하였고 분위기가 무르익어 잠자리를 시도하였으나 전혀 반응이 없어 관계를 가질 수 없었고 이전에 경험하지 못했던 일에 매우 당황하였습니다. 다행히도 여성은 이해심이 깊어 그에 대한 치료를 권유하였고 발기부전 전문 비뇨기과를 찾게 되었습니다.

자세한 병력 청취와 신체검사를 시행한 뒤 음경 도플러 검사를 통해 그의 발기부전 원인이 혈관성이란 것을 확인할 수 있었습니다. 먹는 약이나 주사제에 대해서 반응이 없었고 팽창형 임플란트를 시술받게 되었습니다. 3개월 뒤, 김태식 씨는 행복한 신혼여행을 떠나게 되었습니다.

코멘트: 위와 비슷한 사례는 제가 진료실에서 흔하게 접하게 됩니다. 아내의 병으로 인해 결혼 생활의 마지막 기간 동안 남성은 부부 관계를 멀리하게 됩니다. 아내와 사별한 뒤 충분한 애도의 기간이 지나고 나면 남성은 새로운 관계에 대해 관심을 가지게 됩니다. 하지만 발기부전으로 인해 새로운 여자친구와의 잠자리

를 실패하게 되고 남성은 수치심과 좌절감에 괴로워하게 됩니다. 이런 남성들이 발기부전에 대한 확실한 치료법이 있다는 것을 알게 되면 치료를 통해 인생에 상당한 변화를 경험하게 됩니다. 안타까운 것은 이러한 치료법이 있다는 것을 모른 채 새로운 여성과의 관계를 시도하지 못하고 괴로워하는 남성들이 상당히 많다는 것입니다. 또한 많은 경우 환자들은 자신이 발기부전 치료를 받기에 '너무' 나이가 많은 것이 아니냐는 질문을 합니다. 비록 발기부전이 흔한 질환이긴 하지만 절대 노화의 '자연스러운' 과정이 아닙니다. 만일 남성이 새로운 여성과 잠자리를 가질 수 있을 정도의 건강을 유지하고 있다면 결코 나이 때문에 발기부전 치료를 받기에 늦으신 것은 아닙니다. 저희가 치료해 드렸던 분 중에는 건강한 90대의 환자도 있었습니다. 요즘 시대에는 주민등록상의 나이와 신체적 연령은 별개의 것으로 보는 것이 적절하다고 생각합니다.

사례 2

박상규 씨는 46세의 사업가로 지난 8년 동안 불규칙적인 발기부전으로 아내와의 잠자리 관계가 점차 악화되고 있었습니다. 그 기간 동안 결혼 생활에 다른 문제는 없었으나 발기부전과 그로 인한 스트레스로 이제는 부부가 모두 많이 지치게 되었습니다.

잠자리에 대해 거의 포기하게 될 무렵, 그는 비뇨기과 의사에게서 남성 발기 생리와 성기능에 대한 안내 책자를 소개받게 되었습니다. 그는 긴장 이완법들을 통해 자신의 '실패에 대한 두려움'을 금방 조절할 수 있게 되었습니다. 그와 그의 아내는 부부 상담 전문가를 만나 서로에 대한 이야기를 더 공유하고 좀 더 잠자리를 많이 가질 것을 권유 받았습니다. 또한 그들은 성 심리 치료를 받기 시작했고 책과 개인적인 면담을 통해 서로에 대해서 차분하게 좀 더 즐거운 방향을 찾기 위해 노력하였습니다.

박상규 씨는 치료법을 꾸준하게 지켰으며 점차 확실한 치료 성과가 보이기 시작하였습니다. 그의 자존감과 자신감은 회복되었고 결혼 생활 또한 한층 더 좋아졌습니다. 비교적 단시간에 고질병이던 그의 발기부전은 호전되었습니다. 그러나 발기부전이 신체적 문제인 관계로 완전한 호전이 되지 않았고 발기부전 전문 비뇨기과를 방문하여 발기부전에 대한 먹는 약을 처방받고 난 뒤 비로소 온전히 발기부전에 대한 걱정을 덜 수 있었습니다.

코멘트: 부부 성 상담 치료는 젊은 부부가 서로 사랑하며, 원인에 대해서 서로를 비난하지 않고 치료에 동참할 때 특히 효과적입니다. 그러나 부부 성 상담 치료가 만병 통치는 아니며 발기부전이 신체적인 원인으로 발생한 경우에는 큰 효과가 없습니다. 이러한 환자들은 신체적 원인에 대한 치료가 꼭 필요합니다.

최명수 씨는 37세의 은행원으로 최근 이혼한 뒤에 새로운 연인을 찾고 있었습니다. 한동안 외롭게 솔로로 지내다가 30대 후반의 적극적이고 매력적인 여성을 만나게 되었습니다. 둘은 금세 잠자리를 같이하기 시작했습니다. 그들의 밤은 거나한 술판을 벌이고 침대로 향하게 되는 것이 보통이었습니다.

초반에는 둘의 관계가 아주 흥미진진했습니다. 하지만 과음으로 인해 최 씨는 결국 잠자리에서 발기가 되지 않아 관계에 실패하게 됩니다. 여성은 그의 발기에 대해서 의심을 품기 시작했으며 처음엔 가볍게 놀리다가 결국 그의 발기력을 조롱하기까지 했습니다.

그 전에 그런 경험이 없었던 것을 토대로 최 씨는 자신의 발기부전이 술을 많이 마신 것과 그 여성과의 불편한 정서관계에서 오는 것임을 다행히 알아챌 수 있었고 그 후 다른 여성과의 데이트를 시작하였습니다. 다른 여성과의 관계는 좀 더 차분하고 안정적이었으며, 술 마시는 것은 크게 감소하였고 정상적인 성관계가 가능하게 되었습니다.

코멘트: 음주는 일시적 발기부전의 가장 주요한 원인입니다. 특히 나이가 들어가면서 음주로 인한 발기부전의 확률이 높아진다

는 것을 주의해야 합니다. 일부 남성들은 나이가 들면서 술에 대한 민감도가 높아져서 한두 잔만 마셔도 발기가 되지 않을 수 있습니다. 이렇게 음주로 인한 일시적 발기부전은 '몇 잔'만 안 마시면 금방 호전될 수 있습니다. 모임으로 인해 술자리가 많은 사람들은 술 마시기 전인 오후에 관계를 가지는 것이 좋습니다.

원상민 씨는 성적으로 왕성한 59세의 대학 교수로 전립선암 무료 검진에 참여하여 전립선 직장 수지 검사와 PSA(전립선 특이 항원)이라고 하는 혈액 검사를 받았습니다. 일주일 뒤 다시 내원하여 전립선 초음파 및 조직검사를 받았습니다. 그 결과 국소 전립선암으로 나왔습니다. 다행히도 암은 매우 초기로 전혀 전이가 없었습니다. 원 씨는 최신의 기술이라는 로봇 전립선암 수술을 받았습니다. 수술을 집도한 비뇨기과 의사는 신경을 잘 보존했기 때문에 수술 후 발기력을 되찾을 가능성이 매우 높다고 하였습니다. 또한 수술 직후 '음경 재활'을 위해서 매일 저용량 시알리스®를 복용하였습니다.

수술 6개월 후 원 씨는 기력을 되찾아 정상적인 생활들을 시작할 수 있었습니다. 하지만 불행하게도 '로봇 수술'과 '음경 재활'에도 불구하고 그의 발기력은 매우 약했습니다. 고용량의 비아그라®나 레비트라®에도 음경이 팽창되는 느낌은 조금 있지만 삽입이 가능할 정도의 강직도는 아니었습니다.

담당 비뇨기과 의사를 찾았을 때 좀 더 기다려 보자고만 하는 것에 답답함을 느낀 그는 신문 광고를 통해서 접한 남성 혈류 충전 기구인 진공 압착 기구를 사서 시도해 보았습니다. 진공 압착 기구는 강직도는 충분했지만 오르가즘을 느끼기 힘들고 발기가 자연스럽지 않아 그는 곧 실망하게 됩니다. 또한 기구를 작동시키기 위해 전희를 방해받는 것에 큰 불편함을 느껴 그 또한 중단하게 됩니다. 다시 담당 비뇨기과 의사를 찾아가서 불편함을 호소하자 이제 '자가 주사 요법'을 처방해 주었습니다. 처음에 이 방법은 매우 효과가 좋았습니다. 발기가 자연스러웠고 강직도도 좋았으나 어느 날 발기가 무려 6시간 동안 지속되게 되었습니다. 깜짝 놀란 원 씨는 급히 응급실을 방문해야 했고 '음경 지속 발기증'에 대해서 고통스러운 치료를 받아야 했습니다.

더 이상 안 되겠다고 생각한 원씨는 인터넷 검색으로 발기부전을 수술로 해결할 수 있다는 것을 알게 되었습니다. 그 후 발기부전 수술을 주로 하는 비뇨기과를 찾았고 이전 다양한 방법들을 시도하였으나 효과가 없었음을 확인하였으므로 다른 특별한 검사 없이 첫 방문에 수술을 결정하고 수 일 뒤 수술을 받게 되었습니다. 이전 전립선암 수술과 달리 큰 불편함 없이 당일 외래 수술로 간단히 진행되었고 수 주 후부터 원씨는 다시 자연스러운 발기를 회복하여 행복한 성생활을 즐길 수 있게 되었습니다. 그제서야 그는 진정으로 암 수술에서 회복된 것을 느낄 수 있었습니다.

코멘트: 전립선암 수술은 발기를 관장하는 신경을 보존하기 위해 최첨단 로봇을 이용하는 경우도 있지만 수술이 잘된 경우에도

발기부전이 발생하는 경우가 드물지 않습니다. 이렇게 수술로 인한 손상에서 음경을 회복시키기 위해 발기부전 치료제를 이용한 음경 재활을 시도하게 됩니다. 이 방법에 효과가 적으면 자가 주사 요법을 권하게 됩니다. 그러나 결국 이러한 방법들은 발기부전을 완치할 수 없기 때문에 영구적인 해결책인 팽창형 임플란트 수술을 선택하는 환자가 많습니다. 팽창형 임플란트는 그리 널리 알려지지 않았고 술기가 까다롭기 때문에 환자들이 팽창형 임플란트에 경험이 많은 의사를 찾아다니는 경우를 종종 볼 수 있습니다.

이 환자의 경우 여러 단계를 힘들게 거쳐서 수술을 결정하게 되는 것을 보면서 과연 이 환자가 이렇게 먼 길을 돌아와야 했을까 하는 생각이 들었습니다. 누군가가 환자가 원하는 것을 명확하게 집어내어 그에 맞는 해결책을 선택할 수 있도록 도와줬다면 훨씬 수월하지 않았을까 합니다.

　박승열 씨는 70세의 은퇴한 공무원으로 수년 전부터 발기부전을 앓고 있다가 최근 심근 경색으로 인해 동맥 경화에 대한 진단을 받았습니다. 발기부전으로 고생하던 긴 시간 동안 그는 자신의 발기부전이 전신 동맥 경화 증상 중 하나란 것에 대해 전혀 모르고 있었습니다. 응급실을 거쳐 중환자실에 이른 뒤 그는 순환기 내과에서 심장 관상 동맥에 대한 스텐트 시술을 받게 됩니다.

　수술 후 심장약을 복용하였고 곧 있어 그는 성생활을 재개해도 될 정도의 건강을 회복하였습니다. 부부 금실이 매우 좋았던 그는 심장 문제가 호전되었으므로 발기부전을 치료할 수 있게 되면 발기부전이 있기 전의 뜨거웠던 밤을 다시 경험할 것으로 생각하고 매우 기대하였습니다.

　하지만 먹는 발기부전 치료제는 그에게 효과가 없었습니다. 그리고 스텐트에 대한 혈전 용해제를 복용하고 있었기 때문에 자가 주사 요법은 위험했습니다. 고심 끝에 수소문하여 찾은 발기부전 전문 비뇨기과에서 임플란트를 안전하게 시술받을 수 있다는 것을 알게 되었습니다. 국소 마취로 진행되기 때문에 심장에도 큰 문제가 없으며 혈전 용해제를 중단할 필요도 없다는 설명을 듣고 팽창형 임플란트 수술을 받게 되었습니다. 수술 후 하복부에 약간 멍이 들었지만 큰 문제없이 회복하였고 심장 컨디션과 상관없이 다시 성관계를 시작할 수 있었습니다. 성기능이 회복되자 자신의 남성성이 회복된 것을 느낀 뒤 그 전보다 건강하게 살겠다는 의지가 강해져 더욱 열심히 운동을 하게 되었습니다.

코멘트: 위의 사례와 같은 환자들을 자주 접하게 됩니다. 최근에는 관상 동맥 질환이나 뇌혈관 질환이 있었거나 예방적 목적으로 혈전 용해제나 아스피린 등의 약물을 복용하는 환자분들이 많습니다. 원래 죽고 사는 문제가 아닌 수술이기 때문에 혈전 용해제 복용 중단으로 인해 혈전이 생기는 문제를 만들 이유도 없습니다만 팽창형 임플란트는 수술 후 음경에 압박을 시행할 수 있기 때문에 혈전 용해제 복용을 중단할 필요가 없습니다. 기존 질환이 있던 환자들에게 발기부전은 삶의 의욕을 떨어뜨리는 경우가 많습니다. 이 경우 발기부전에서 완치하게 되면 환자가 건강하게 살고자 하는 의지가 더욱 강해지는 것을 자주 접할 수 있었습니다.

이경민 씨는 20대 중반의 경마 기수로 최근 연습 중에 말과 같이 넘어지는 큰 사고를 겪게 되었습니다. 결국 척수 손상으로 부분적인 하지 마비가 왔으며 발기 또한 거의 되지 않을 것이란 진단을 받게 되었습니다. 감정적으로 크게 좌절한 그는 혹시나 하는 마음으로 시도한 아내와의 잠자리에서 역시나 하는 결과를 얻게 되었고 더욱 좌절에 빠지게 되었습니다. 생각이 꼬리에 꼬리를 물어 더욱 스트레스가 심해졌고 발기는 이제 전혀 되지 않게 되었습니다.

비교적 최근에 결혼한 그는 아직 아이가 없었으며 그에게 발기부전을 회복하는 것은 부분적인 마비가 온 다른 하지의 재활과 마찬가지로 굉장히 중요한 의미를 지니고 있었습니다. 하지 마비 환우회를 통해 발기부전을 수술로 회복할 수 있다는 것을 알게 된 그는 팽창형 임플란트 수술을 주로 하는 비뇨기과를 찾았고 다른 대안이 없는 상황이었기에 큰 고민 없이 수술을 선택하였습니다. 팽창형 임플란트 수술 후 큰 문제없이 회복하였고 그동안 그의 아내는 남편의 재활에 대한 굳은 의지를 다정하게 지지해 주었습니다. 오늘날 그들 부부는 1남 1녀의 자녀들과 함께 행복한 결혼 생활을 보내고 있습니다.

코멘트: 신경 손상으로 인한 발기부전(척수 손상과 같은 경우)은 자가 주사 요법으로 성공적인 치료가 가능한 경우가 많습니다. 주사하는 용량이 매우 적어도 효과가 좋기 때문에 합병증의 확률이 다른 환자들보다 낮은 경우가 많습니다. 이 환자의 경우 자가 주사 요법에 효과가 있었고 팽창형 임플란트를 원치 않았다면 자가 주사 요법을 계속했어도 괜찮았을 것입니다.

  강재헌 씨는 51세의 건강한 남성으로 발기부전에 대해 경구약을 복용하고 있었습니다. 비뇨기과 검진에서 전립선암 진단을 받게 되었고 수술을 받으면 발기부전이 생긴다는 친구의 경험담을 듣고 방사선 요법을 선택하였습니다. 방사선 치료를 받을 때는 아무런 문제가 없었지만 치료가 끝난 2년 뒤 발기부전에 대해 최고 용량의 먹는 약을 사용해도 효과가 없었습니다. 다른 약들을 시도해 보았지만 결과는 마찬가지였습니다. 인근 비뇨기과를 찾은 그는 자가 주사 요법과 수술적 치료가 있다는 설명을 듣고 자가 주사 요법에 대해 간단한 검사를 받은 뒤 자가 주사를 처방받아 사용하기 시작하였습니다. 효과는 대만족이었습니다. 이제 그는 생각이 날 때마다 이 주사를 사용하여 삶을 즐기고 있습니다.

  코멘트: 전립선암 수술만이 발기부전을 유발하며 방사선 치료는 그렇지 않을 것으로 생각하시는 분들이 간혹 계십니다. 그러나 연구 결과에 따르면 전립선암에 대한 모든 치료가 치료 후 비슷한 확률로 발기부전을 유발할 수 있음이 확인되었습니다. 차이점이 있다면 수술은 수술 직후 발기부전이 발생하고, 방사선 치료는 시간이 지난 뒤 발기부전이 발생한다는 것입니다.

골초라고 불릴 만큼 애연가였던 장동균 씨는 50대에 이르자 발기 유지가 안 되는 것을 느끼게 되었습니다. 잠자리에서 몇 차례 실패하고 난 뒤 그는 아예 잠자리를 피하게 되었습니다. 아내의 눈치 때문에 시도한 잠자리에서 아예 발기가 되지 않아 체면이 서지 않는 상황을 겪게 되었습니다. 25년 결혼 인생에 가장 난처한 상황에 처한 그는 도움을 찾게 되었습니다. 비뇨기과 진료에서 장 씨는 경도의 혈관성 발기부전과 심한 수행 불안 장애를 겪는 것으로 나타났습니다. 금연과 심적인 위안을 통해 처음에는 좋아지는 것 같았지만 다시 발기부전이 나타나게 되었습니다. 그리하여 먹는 약을 처방받아 사용한 뒤 장 씨와 그의 아내는 그 효과에 매우 만족하게 되었습니다. 또한 약이 없이도 발기가 잘 되는 경우가 점차 늘어났습니다. 필요하면 언제든 약을 복용할 수 있다는 심적인 안정감이 그의 수행 불안 장애를 호전시킨 것이었습니다. 장씨는 그의 혈관성 발기부전이 결국 발기불능의 상태를 유발할 것이며 언젠가는 약도 듣지 않게 될 것이란 것에 대해 잘 이해하고 있습니다. 하지만 지금 당장은 먹는 약을 이용해 성기능을 크게 회복하였고 그에 대해서 크게 만족하고 있습니다.

코멘트: 장 씨의 경우 경구약을 통해 발기력이 회복된 좋은 예

입니다. 혈관 질환으로 발기력이 감소하고 그로 인한 수행 불안 장애가 발기부전을 더욱 악화한 경우였지만 약을 통한 자신감의 회복으로 수행 불안 장애가 호전되어 발기력 역시 도움을 받은 것을 볼 수 있습니다. 이러한 경우 간헐적 자가 주사 요법도 유용하게 사용할 수 있습니다. 중요한 것은 악순환의 고리를 끊어 주는 것으로 대부분의 환자들이 약물의 일시적인 도움을 통해 호전될 수 있습니다.

정대수 씨는 47세로 결혼 22년 차입니다. 지난 해 그는 대략 40% 정도의 잠자리 시도를 실패했습니다. 발기가 되기는 하지만 예전처럼 단단하지 않아 삽입이 어려운 경우가 많았습니다.

그와 그의 아내는 매우 걱정이 되었습니다. 경제적으로나 가정적으로 다른 문제들은 없고 안정된 상황이었습니다. 전반적으로 둘 다 건강하였으며 앞으로 꽤 오랫동안 건강한 성생활을 즐길 것을 기대하던 그들에게 이것은 매우 난감한 문제였고 부부는 좌절감을 느끼게 되었습니다. 정씨는 예전 발기력에 문제가 없을 때 성기능이 부부의 관계를 유지하는 데 꼭 필요하다고 생각하지 않았지만 막상 문제가 생기고 나니 부부관계에 성기능이 미치는 영향이 지대한 것을 느끼게 되었습니다. 되는데 안 하는 것과 안 돼서 못하는 것은 정말 천지 차이란 생각이 들었습니다.

그가 자주 다니던 가정의학과 담당의에게 이 문제에 대해 진료를 받았고 경구약을 처방받았습니다. 먹는 약에 대한 반응이나 효과는 상상 이상이었습니다. 이제 그는 예전처럼 그의 아내를 만족시킬 수 있음에 기뻐하고 있습니다. 토요일 오전에 약을 복용하면 주말 동안은 걱정 없이 지낼 수 있었습니다. 약이 가끔 반응이 없거나 다양한 불편함을 유발하기 때문에 안 쓰던 때보다 좋다고 할 수는 없지만 그래도 예전보다는 좋은 상황에 그는 만족하고 있습니다.

코멘트: 우리나라는 과에 상관없이 모든 약을 처방받을 수 있습니다. 이는 발기부전 치료제도 마찬가지입니다. 이 사례의 환자는 아마도 음경 동맥에 약간의 문제가 있을 가능성이 높습니다. 지금은 먹는 약에 효과를 보이지만 이는 시간이 지남에 따라 약에 대한 반응이 줄어들 가능성이 높습니다. 먹는 약의 경우 내성이 생기진 않지만 환자의 동맥 기능이 약해져서 반응이 감소하게 됩니다. 그러나 많은 환자들이 오랜 시간 동안 먹는 약을 큰 문제없이 사용합니다. 그렇기에 경구약은 딱히 사용을 꺼릴 이유가 없습니다. 약을 쓴다고 몸에 따로 해가 가는 것도 아니기 때문입니다. 언젠가 약이 듣지 않는다면 주사제나 팽창형 임플란트 수술과 같은 방법들이 있기 때문에 사실 발기부전은 치료를 그리 걱정할 필요는 없습니다. 결론적으로 대부분의 환자들은 경구약을 큰 걱정 없이 사용할 수 있습니다.

장승열 씨는 75세의 건강한 남성으로 5년 전 전립선암으로 전립선 전 절제술을 받았습니다. 암은 완치 판정을 받았고 담당 비뇨기과 의사는 "괜찮다."라고 했지만 그는 수술 후에 지속적으로 배에 힘이 들어가거나 술을 좀 마시면 소변이 살짝 새는 요실금 증상과 발기부전이 호전되지 않아서 평소 상당한 불편을 겪고 있었습니다. 가벼운 요실금에 대해 불편함을 호소하자 담당 비뇨기과 의사는 몇 가지 약을 처방해 주면서 시간이 지나면 호전될 것이라고 하였고 그 역시도 암 수술로 목숨을 구해 준 의사에게 더 불만을 이야기하기가 어려웠습니다. 예전에는 교회의 장로직을 맡아 사람들도 많이 만나고 손주들과도 자주 놀아줬었지만 수술 후엔 소변이 자기도 모르게 새고 그로 인해 냄새가 날까 걱정이 되어 사람 만나는 일도 많이 줄이고 손주들과도 거리를 두게 되었습니다. 물론 배우자에게도 이야기하지 않았기 때문에 처음에는 암 수술을 받았으니 그러려니 하며 넘어가던 아내도 시간이 지날수록 잔소리가 많아졌고 점차 말다툼이 늘었습니다. 사실 그의 아내도 빨래하다가 간혹 그의 속옷이 소변에 젖어 있는 것을 봤지만 남편이 워낙 자존심이 센 사람이라 괜히 속만 상할 것 같아서 그냥 좋아지겠지 생각하고 딱히 물어보질 않았습니다.

5년이나 지난 터라 이제 별 방법이 없나 보다 하고 체념하고 지내던 중 우연히 유튜브 채널에서 가벼운 요실금과 발기부전을 동시에 치료할 수 있는 방법에 대한 강의를 듣게 되었습니다. 영상을 접한 후 한참을 고민하던 끝에 병원을 찾은 그는 진료를 받고 팽창형 임플란트 수술을 받았습니다. 수술 6개월이 지난 뒤 아주 간혹 소변이 새는 일이 있지만 거의 대부분 소변이 새지 않고 발기부전 역시 큰 문제없이 회복되었습니다. 정액이 나오지 않아 궁금해서 다시 병원을 찾아 확인해 보니 전립선암 수술을 할 때 정액이 만들어지는 곳이 수술적으로 절제되었기 때문이란 것을 알게 되었습니다. 하지만 그는 사정이 없어도 즐거움과 오르가즘을 느끼는 것에 전혀 문제가 없었고 소변이 새는 것이 좋아진 것에 대해 크게 만족하고 있습니다.

코멘트: 전립선암은 비교적 예후가 좋은 암에 속하지만 그래도 환자들은 암에 걸리면 그 스트레스가 상당합니다. 그리고 암 치료를 받고 나서 한동안은 정신이 없습니다. 암 자체에서 살아나는 것에만 골몰하기 때문입니다. 대부분의 암치료는 우리 몸에서 신체의 일부를 제거하는 것입니다. 그렇기 때문에 암 치료가 끝나면 그 대가로 어딘가 불편한 점이 생기고 완치 판정을 받을 때쯤 되면 환자가 자신의 불편함을 본격적으로 느끼게 됩니다. 금번 사례의 환자도 마찬가지 경우였습니다.

아직까지 현대 의학은 암에서 환자를 생존시키는 것에 중점을 둡니다. 하지만 암치료가 발전하면서 생존율이 높아지게 되었고 이제 환자들은 암에서 생존한 뒤의 삶에 대해서 관심이 높아지게 되었습니다. 전립선암 수술 후 발기부전 및 요실금에 대한 치료가 그 대표적인 예라고 할 수 있겠습니다. 저자의 경험으로는 암에서 살아남는 것만이 목표가 아니라 어떻게 하면 환자가 암 이전의 일상을 되찾느냐는 것이 중요하다고 생각합니다.

사례 11

　현재 45세인 안승기 씨는 20대 군 복무 시절 담벼락이 넘어지면서 골반뼈가 부러지고 요도가 파열되는 심한 손상을 입었습니다. 요도 파열로 인한 협착이 생겨 그에 대해서 여러 차례 수술을 받았고 소변을 보는 것에 문제는 없으나 발기는 잘 되지 않을 것이라고 이야기를 들었습니다. 먹는 약이나 주사제에 반응이 없었던 그는 한참 동안 포기하고 살았지만 최근 교제를 시작한 여성과 결혼을 생각한 후 인터넷과 서적 등으로 발기부전에 대한 수술적 치료에 대해서 공부한 뒤 팽창형 임플란트 수술을 받기 위해 비뇨기과를 찾았습니다. 골반 골절로 일반적인 해부학 구조가 아니었지만 큰 문제없이 팽창형 임플란트 수술을 받고 발기력을 회복하였고 수술 후 반년 뒤 결혼식을 올릴 수 있었습니다.

　코멘트: 이 환자는 골반 골절로 발기에 관련된 신경과 혈관이 손상되어 완전 발기불능이 생긴 경우였습니다. 이런 경우엔 약물 치료에 반응이 거의 없기 때문에 음경 임플란트 수술이 유일한 치료법인데 환자의 경우 발기불능 후 오랜 시간이 지나 음경의 크기가 감소했기 때문에 크기의 회복을 위해 팽창형 임플란트 수술을 선택하였습니다. 팽창형의 경우 임플란트가 팽창하는 성질을 이용하면 크기의 회복을 노려 볼 수 있기 때문입니다.

정진석 씨는 21세의 젊은 환자로 어릴 적부터 한 번도 발기가 제대로 된 적이 없었습니다. 그에 더해 외모에 대한 콤플렉스가 심해 대인관계를 기피하게 되었고 우울증이 생겨 정신과 치료를 받게 되었습니다. 집안의 장남인 그에 대해서 부모님의 걱정은 이만저만이 아니었습니다. 특히 그의 아버지는 어릴 적부터 아들을 데리고 여러 병원을 다니면서 다양한 치료, 심지어 심인성 발기부전인가 해서 음경 확대 수술까지 받았지만 발기부전에는 효과가 없었습니다. 정신과 주치의도 증상의 호전을 위해서 발기부전을 제대로 치료하는 것이 좋겠다고 하여 팽창형 임플란트 수술을 주로 하는 비뇨기과를 찾게 되었습니다. 환자는 수술 후 큰 문제없이 회복이 되었고 정신과 약도 많이 줄게 되었습니다. 가장 큰 변화는 여자친구가 생겼다는 것입니다. 아들의 변화에 이제는 가족들 모두 한시름 덜었다며 기뻐하시는 아버지를 볼 수 있었습니다.

코멘트: 발기불능에 가까워 팽창형 임플란트 수술이 필요한 환자들이라도 나이가 젊다면 의사들이 수술을 피하는 경향이 있습니다. 어리니까 좀 더 기다려 보자는 이야기를 하는 경우도 있지만 대체로는 어린 환자들의 수술은 더욱 부담스럽기 때문에 피하

게 되는 것이 아닌가 생각합니다. 하지만 나이가 젊은 환자들이 발기부전으로 더욱 큰 스트레스를 받을 수 있습니다. 발기부전으로 사회적 관계 형성이 위축되면 한창 일하고 연애하고 결혼할 시기를 놓쳐 사회적으로 고립될 수 있기 때문입니다. 이 환자의 경우 수술적 치료가 드라마틱한 변화를 준 경우입니다. 대부분은 혼자 병원에 오시는데, 이 환자의 경우 온 가족이 모두 병원에 찾아왔었고 가족들이 얼마나 걱정했는지 짐작할 수 있었습니다.

발기부전은 나이에 상관없이 남성의 삶에 큰 영향을 주게 됩니다. 방법이 없다면 모르겠지만 팽창형 임플란트와 같은 결과가 좋은 치료법이 있기 때문에 환자를 고생하게 두는 것은 좋은 일이 아니라는 것이 저자의 의견입니다.

제13장

반려자, 인생의 절반인
아내들에게

"발기부전이 있는 남성의 아내들에게 꼭 전하고 싶은 조언은 남편이 발기부전을 치료하겠다고 한다면 그 과정 동안 최대한 이해하고 도와주라는 것입니다. 이 문제는 당신의 결혼 생활을 파탄으로 이끌거나 더욱 끈끈한 관계로 만드느냐 둘 중의 하나의 결과를 낼 만큼 중요한 것입니다. 모든 남자들에게 그렇진 않겠지만 대부분의 남자들에게 이건 자신의 정체성과도 같은 문제이기 때문입니다."

- 이○○, 62세 -

"팽창형 임플란트 수술을 받는 것에 대해 걱정을 많이 했냐고요? 수술을 받는데 어떻게 걱정이 없었겠어요? 하지만 그 과정이 크게 힘들지는 않았는데 그 이유는 제 아내가 항상 함께해 줬기 때문입니다. 이 수술은 사실 제가 집사람에게 미안했기 때문에 선택한 것이기도 합니다만 그 이야기를 하지 않았어도 제가 괴로워하는 것을 가장 잘 이해해 주는 사람은 역시 집사람이었습니다."

- 조○○, 58세 -

아내의 경험담

한영선 씨는(가명) 12년의 나이 차이가 있으며 결혼한 지 20년 정도 되었습니다. 그의 남편은 50대 중반으로 당뇨로 인한 발기부전을 겪고 있었습니다. 그녀의 부부가 발기부전 치료 과정에 겪은 경험담을 통해, 그들의 감정의 변화를 간접적으로 느끼실 수 있을 것입니다. 그녀의 이야기는 남편의 발기부전에 대해 아내가 어떻게 도울 수 있는지에 대한 좋은 사례입니다. 사실 발기부전은 부부에게 쉽지 않은 문제입니다. 그러나 이렇게 어려운 문제를 같이 해결해 낸다면 부부 사이는 훨씬 돈독해지게 됩니다.(아래 내용은 한 씨의 원문에서 독자들의 이해를 돕기 위해 약간의 설명을 추가했음을 알려드립니다.)

◇ 문제와 직면하기

"처음 그런 상황이 발생했을 때는 저 때문에 그런 줄 알았어요. 내가 뭔가 하지 않았거나 잘못해서 그런가 했습니다. 아니면 제가 남편에게 더 이상 매력이 없나 싶었습니다. 출산 후에 제 몸에 변화가 생긴 것이 아닌가 싶기도 했구요. 그게 남편의 신체적인 문제라곤 전혀 생각할 수 없었습니다. 정말 저와 제 남편의 자존심에는 큰 상처였어요.

간혹 제가 정말 안기고 싶은 날에 그에게 다가가 자극을 주면

얼마 지나지 않아 힘이 빠져서 관계를 할 수 없었습니다. 그에게 괜찮다고 하면서 걱정 말라고 했지만 그가 혼자서 자책을 하는 것을 느낄 수 있었습니다. 하지만 더 힘들었던 점은 이런 문제에서 제가 그를 도와줄 수 있는 것이 아무것도 없다는 생각이었습니다. 저희는 항상 살갑게 지냈고 그래서 행복했지만 이 문제가 생기고 난 후 점점 남편과 멀어지는 기분이 들었습니다.

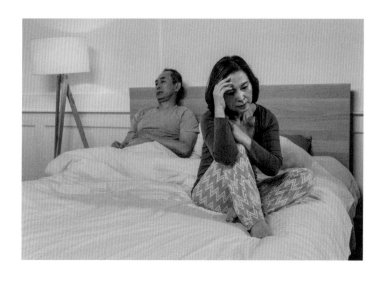

더 이상 그냥 두고 볼 수 없다고 생각한 뒤 저는 우리의 관계를 해치고 있는 발기부전이란 문제에 대해서 공부하기 시작했습니다. 일단 인터넷으로 여기저기 검색을 해 보고 다양한 내용들에 대해서 공부를 시작했습니다. 남편의 당뇨가 오래되었기에 그와 비슷한 사례를 찾아보았고 수술적 치료가 필요할 가능성이 높다는 것을 알게 되었습니다. 그리고 발기부전에 대한 수술인 팽창형 임플란트 수술은 난이도가 높기에 그 수술을 전문으로 하는 곳을 가야겠다고 하고 그런 병원을 찾게 되었습니다. 처음엔 막막해 보였지만 막상 검색을 하고 공부를 시작하니 생각보다 빨리 해결할 방법이 보이기 시작했습니다."

◇ 아무도 이야기하고 싶어 하지 않는 문제

"남편이 잠자리에서 실패하는 것에 대해 크게 화를 내는 것 때문에 우리는 오랫동안 괴로웠습니다. 그는 자신의 상태와 스스로에게 무척 화가 나 있는 것으로 보였고, 심지어 저를 포함한 누구와도 그 문제에 대해서 말하려 하지 않았습니다. 그는 그런 상태만 하더라도 충분히 스스로 괴로우니까 거기에 대해서 다시 생각하게 하지 말아 달라고 했습니다.

사실을 직시할 필요가 있습니다. 남자는 자존심이 걸린 문제에 대해 이야기하는 것을 좋아하지 않습니다. 자신이 발기부전이라고 인정하는 것은 스스로의 자존심에 심한 타격을 주는 이야기일 것입니다.

제 남편은 오랫동안 회사에서 최고 경영자로 일해 왔으며 주변에서 그 능력을 인정받는 사람입니다. 스스로도 자신에 대한 자부심이 있는 그에게 자기가 해결할 수 없는 일이 있다는 것을 인정하는 것은 매우 힘들었을 것입니다. 특히나 남자로서 면이 서지 않는 일이 그에게 생겼다는 것을 받아들이기 힘들어한다고 느꼈습니다.

우리가 이 문제에 대해 이야기하기까지는 꽤 많은 시간이 필요했습니다. 성급한 시도는 오히려 문제를 더 만들겠다는 생각이 들어서 저는 옆에서 기다리며 **'당신은 무슨 일이든 이제껏처럼 잘 해결할 것이라고 생각하고 난 항상 당신을 사랑해요.'**라고 했으며 그 후에는 한 발 물러서서 그가 말하기까지 기다렸습니다."

◇ 조심스러웠던 첫 단계

"그가 마음의 준비를 하고 난 후 그는 제게 사실 약을 먹어도 그게 잘 되지 않아서 제가 옆에 오는 것이 힘들었다고 했습니다. 그리고 병원에 가는 것도 꺼려진다고 했습니다. 여자든 남자든 나이가 들어도 남자나 여자인 것이 바뀌는 것은 아니니까 이 문제로 병원에 가서 여자 간호사들을 만난다는 생각이 그를 힘들게 할 수 있겠다 싶었습니다. 그는 제가 병원을 찾아보고 대신 전화해서 물어봐 주길 원했습니다. 그래서 제가 대신 전화해서 문의한 뒤 진료 예약을 잡았습니다. 제가 꼭 같이 진료를 보러 가야 한다고 부탁하는 남편을 보면서 이 문제가 남편을 상당히 힘들게 하고 있었다는 것을 다시 한번 느낄 수 있었습니다. 하지만 그 과정에서 남편이 여전히 저를 소중하게 생각하고 제게 의지하고 있음을 느낄 수 있었습니다."

◇ 결정의 시간

"얼마 뒤 우리는 같이 비뇨기과를 방문해서 남편의 상황에 대한 진료 후 설명을 들었고 남편은 이 문제를 확실히 해결하고자 했습니다. 그래서 가장 적합했던 팽창형 임플란트 수술을 받기로 하였습니다. 먹는 약은 잘 듣지 않았고 주사제를 시도할 수 있지만 일시적이기도 하고 그걸 위해서 주사까지 맞아야 하는 건 상당히 괴로운 일일 것 같았습니다. 남편의 결정을 존중해 주는 것이 낫겠다고 생각했습니다."

◇ 문제의 해결

"이제 우리는 수술 후 2년이 되었습니다. 2주 정도의 회복 기간 이후 남편은 거의 불편함을 느끼지 못했습니다. 수술 결과는 아주 만족스러웠습니다. 다른 것보다 남편의 짜증이 눈에 띄게 줄었구요. 술과 담배도 줄었구요. 제가 다가가는 것에 위축되고 멀리하는 일은 정말 옛말이 되었어요. 지금의 남편을 보면 그 오랜 기간 동안 남편이 얼마나 스트레스를 받고 스스로에게 화를 내고 있었을까 생각하게 됩니다. 단순히 그 기능을 회복했을 뿐인데 남편이 인생에 새로운 활력을 얻은 것을 느낄 수 있었습니다. 수술 전 진료 시에 집도의가 '이 수술은 그 기능만을 위해 받

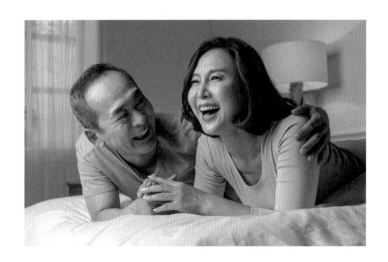

는 것이 아닙니다.'라고 했던 이야기가 이런 뜻이었구나 하고 알수 있었습니다. 저 역시도 제 여성성에 대해서 다시 생각해 보고 좀 더 관리하게 되었어요. 이래서 성기능이 건강하게 사는 것에 영향을 주는구나 하고 배울 수 있었습니다."

◇ 다른 사람들도 좋아졌으면 합니다

"저 역시 사회 생활을 열심히 하는 편이라 주변에 사람들이 많습니다. 제 친구나 후배들이랑 이야기하다 보면 생각보다 많은 여성들이 저와 같은 고민을 가지고 있다는 것을 알 수 있었습니다. 아직도 드러내 놓고 여기저기 이야기할 수는 없지만 가까운 사람들에게는 그런 문제가 있을 때 발기부전 진료를 제대로 볼 수 있는 비뇨기과에 꼭 가 보라고 권합니다. 해결하는 것이 생각보다 어렵지 않은데 그에 비해 마음 고생하는 건 심했기 때문입니다.

저 역시 여전히 이런 이야기는 부끄럽습니다. 하지만 제가 경험했던 것이 다른 이들에게 길잡이가 되어 줄 수 있으면 좋겠단 생각에 이렇게 글로 남깁니다. 죽고 사는 문제는 아니지만 해결 후 정말 많은 변화가 있었거든요."

◇ 치료에 대한 여러 선입견들

"이야기를 나눠 보면 제 주변 많은 여성들이 남편의 발기부전 치료에 대해서 거부감을 가지고 있다는 것을 알 수 있었습니다. 많은 경우 남편의 외도를 걱정하고 있었습니다. 아무리 예쁜 여자도 젊은 여자 못 따라간다고 하는 이야기를 많이 듣게 되더군요. 특히나 부부 사이가 그리 가깝지 않았던 경우 그런 문제가 더 있었습니다. 다른 경우는 나이 먹어서 뭐 그런 게 필요하냐는 사람들도 있었습니다. 나는 그쪽에 별 관심이 없는데 남편이 활발해지면 귀찮아질 것 같다고 하는 경우도 있었습니다.

대부분의 여성들이 남성들이 이 수술을 받는 이유를 성관계만으로 생각한다는 점이 저에겐 상당히 흥미로웠습니다. 사실 남편이 수술을 받고 난 뒤 성관계가 그렇게 많지는 않았습니다. 하지만 더 큰 변화는 남편의 정신적인 부분이나 저와의 관계였습니다. 아내가 행복해야 남편이 행복한 것처럼 남편의 신체적, 정신적 건강이 우리 관계와 저 자신에게 영향을 미친다는 것을 이야기해 주고 싶었습니다."

◇ 아내들에게 전하는 한영선 씨의 조언

"제가 경험해 본 바로는 남편에게 이 문제는 단지 성관계만을 위한 것이 아니었습니다. 그것보다는 오히려 자신감이나 자존감에 더 큰 영향을 미치는 것 같았습니다. 그렇기에 다른 신체적 질환처럼 제게 쉽게 이야기하지 못한 것이라고 생각합니다. 여자들이 남편의 외도를 의심하는 것은 흔한 일입니다. 드라마나 영화에서 정말 자주 다루는 주제이고 실제로 주변에서 그런 일을 겪었다고 이야기하는 경우도 가끔 볼 수는 있습니다. 하지만 요즘에는 그런 일이 훨씬 줄었다고 생각합니다. 저 역시 그런 고민을 하지 않은 것은 아니지만 그랬던 것이 남편에 대한 제 오해에서 비롯되었음을 수술이 끝난 이제야 알게 되었습니다.

부부의 삶에 가장 중요한 것은 서로 믿고 의지하는 것이라고 생각합니다. 남편이 저에게 이야기하고 싶지만, 도움을 구하고 싶지만 혹시나 오해를 받을까 봐, 자신이 모자라 보일까 봐 걱정하며 고민했던 것을 생각하면 제가 남편에게 많이 미안했습니다.

제 생각에 아내로서 우리가 할 수 있는 최선의 내조는 그가 다른 문제들을 해결했듯이 이 문제도 해결할 수 있다고 격려하는 것이라고 생각합니다. 그리고 남편이 도움을 원한다면 원인에 대해서 공부하고 그 분야의 전문가를 찾아 남편이 제대로 도움을 받을 수 있도록 도와주는 것이라고 봅니다. 그 후에는 남편이 원하는 방향으로 치료받고 그 기간 동안 언제나처럼 함께하는 것이 중요하다고 생각합니다.

몸과 마음이 별개가 아니며 남자에게 있어서 이 기능이 심리적, 정신적 건강의 근간이라는 것을 이해하는 것이 이 문제를 해결하는 열쇠라고 생각합니다."

아내들에게 전하는 남성들의 조언

금번 개정판을 다시 보면서 그간 진료했던 환자들과 배우자들의 다양한 이야기들이 떠올랐습니다. 우리 얼굴 생김새가 다른 것처럼 배우자들도 남편의 발기부전이란 문제에 대해 정말 다양한 태도를 관찰할 수 있었습니다. 아래의 내용은 그중 현명한 배우자들의 경험 혹은 배우자들이 그랬으면 하는 것들을 정리 요약해 둔 내용입니다.

• 먼저 남성들에게서 발기부전이 생기는 대부분의 원인은 신체적인 이유라는 것을 이해하셔야 합니다. 만일 남편의 치아

에 문제가 있다고 하면 당연히 치과에 가서 치료받으라고 하실 것입니다. 발기부전도 마찬가지입니다. 특히 당뇨가 있는 환자가 발기부전이 오면 6개월 이내로 심근 경색이 발생할 확률이 50% 가까이 됩니다. 당신의 조언이 그의 목숨을 구할 수도 있습니다. 특히 이런 중증의 혈관 질환들은 조기에 발견하면 큰 합병증 없이 완치가 가능합니다.

• 남자들은 머리로는 이 문제가 자신의 잘못이 아니라고 생각하지만, 실제로는 이것 때문에 부끄럽고 당황스러워하며 스스로를 불완전한 존재로 여기게 됩니다. 그런 생각이 들어 아내나 주변에게 짜증이 늘게 되고 신경질적으로 변할 수 있다는 점을 꼭 아셨으면 합니다.

• 육체적 관계만이 사랑의 전부는 아닙니다. 당신이 남편을 사랑하고 있다는 것을 다양한 방법으로 표현할 수 있습니다. 특히 남편들이 심리적 위축을 이겨 내기 위해선 당신의 사랑과 지지가 필수이기에 당신이 남편을 사랑한다는 것을 계속 일깨워 주시기 바랍니다.

• 대부분의 환자들이 배우자가 치료 과정에 동참했던 경우 예후가 더 좋았습니다. 언제든 병원에 가는 것은 사실 두려운

일이긴 합니다. 같이 해주시면 남편의 치료가 한결 수월해질 것이고 그러면 예전의 남편으로 더 빨리 돌아올 수 있을 것입니다.

• 많은 여성들이 발기부전이 단지 신체적인 문제이며 남편과의 관계에서 중요한 것이 아니라고 생각하는 경향이 있고 실제로 섹스리스 부부도 문제없이 지내는 경우도 많습니다. 하지만 남편이 발기부전에 대해서 치료하길 원한다면 그것은 단순히 육체적 관계를 원하는 것이 아니라 그로 인한 정신적, 심리적 어려움에서 벗어나길 원하는 것이란 점을 아셔야 합니다. 이제까진 육체적 관계 없이도 잘 지냈지만 남성이 더 이상 그러한 상황을 견디기 힘들어 발기부전 치료를 원하게 되는 경우가 대부분입니다. 성욕의 해소가 아닌 온전한 남성으로 돌아가고자 하는 그의 선택을 존중해 주시기 바랍니다.

• 남성이 치료를 받고 나서도 서로에 대해 꾸준한 대화를 해야한다는 것을 잊지 마세요. 예를 들자면 당신이 어떠한 것이 기분이 좋은가 아니면 불편함을 유발하는가에 대해서 이야기해 주어야 합니다. 팽창형 임플란트의 경우 수술 후 팽창을 너무 과도하게 시키면 강직도가 정상 발기 이상으로 단단해지게 되며 이로 인해 불편함이나 통증을 느끼는 여성들도

있습니다. 또한 이전보다 관계를 자주 하게 되거나 관계 시간이 길어진 것으로 인한 불편함을 느끼는 경우도 있습니다. 이런 부분에 대해서는 남편에게 이야기를 해 주시는 것이 좋습니다. 수십 년 같은 이불을 덮고 잔 부부라도 사실 그런 부분에 대해서는 서로 잘 모르는 경우가 대부분입니다. 대부분의 남자들은 강하거나 오랫동안 하는 것을 여성이 좋아할 것이라고 지레짐작합니다. 그리고 육체관계에서 배우자를 만족시켜야 한다는 강박관념이 있습니다. 자신이 원하는 점을 말해 주지 않으면 남편은 그러한 남자들의 사고방식으로 당신을 대하여 오히려 괴롭게 만들 수 있습니다. 그들이 당신에게 사랑을 표현하는 방법을 부드럽게 일러 주세요.

• 오랫동안 부부관계를 가지지 않았다면 산부인과나 비뇨기과 주치의를 만나 보는 것이 좋습니다. 여성은 나이가 들면서 질, 자궁 경부, 자궁 및 난소에 변화가 옵니다. 젊을 때에 비해서 오르가즘은 짧고 덜 강렬해지게 됩니다. 예전보다 좀 더 많은 자극이 있어야 성적인 반응을 이끌어 낼 수 있으며 전희와 관계 시 삽입을 용이하게 하기 위해 윤활제를 충분히 사용해야 하거나 질 건조증 등을 호전시키기 위한 질좌제 등의 사용이 필요할 수도 있습니다. 대부분의 경우 이런 치료는 상당히 효과가 좋습니다. 우리는 마음은 젊을 때 그대로

이고 몸만 변합니다. 이젠 의학의 발달로 이러한 불편함을 해결해 줄 수 있는 효과를 입증 받은 다양한 치료가 준비되어 있습니다.

• 남자들은 지위 고하를 막론하고 사회적 지위나 체면 때문에 잘 표현하지 못하는 것일 뿐 나이가 들수록 어린 아이처럼 변해 갑니다. 그에 비해 여성들은 나이가 들수록 원숙해지게 됩니다. 남편들은 자신의 아내에게 한없이 기대고 칭얼대고 싶어 하며 나이가 들수록 그 정도가 심해집니다. 마치 남자는 점점 작아지고 여성들이 점점 커져가는 것이라 생각해 볼 수 있겠습니다. 남들한테는 잘하면서 왜 나한테는 점점 저렇게 못나게 구는가 하는 아내들이 많은 이유 중에 이와 같은 면이 있을 것입니다. 몸과 마음은 별개가 아니기에 남편의 신체적 상황에 문제가 생기면 정신적 상황에도 부정적인 영향이 있을 것임을 미리 알고 있는 것이 중요합니다. 또한 신체적 상황의 호전 역시 남편에게 정신적 변화를 가져올 것이라는 것도 예상하셔야 합니다. 결국 부부는 평생 서로 가장 큰 영향을 끼치는 사람이기에 닮아 가게 되는 것입니다.

 수술을 집도하고 나면 집도의와 환자는 독특한 관계가 형성이 됩니다. 수술을 받은 환자는 거의 대부분 저와 가까이 알고 지내 던 사람도 아니고 친구나 친척 또한 아닙니다. 하지만 환자의 인 생에 수술이라는 과정을 통해 개입했기 때문에 수술과 관련된 환 자의 인생사에 대해 단순한 방관자나 관찰자가 아니라 경험을 공 유하는 사람으로 역할의 변화가 생깁니다. 그 결과 수술받은 환 자의 감정 변화를 비교적 가까이 느낄 수 있었습니다. 환자의 신 체적 변화는 급격히 일어나지만 그 여파로 생긴 심리적, 정신적 변화는 좀 더 서서히, 하지만 분명한 긍정적 변화를 주는 것을 확 인할 수 있었습니다. 수술 6개월 뒤 만난 환자들은 대부분 분위기 가 달라져 있었습니다.

 그러한 경험들을 통해 제가 다시 한번 느낀 것은 몸과 마음은 정말 별개가 아니라는 것입니다. 어찌 보면 대수롭지 않고 심각 하지 않은 신체 극히 일부분의 손상이 우리의 심리 작용이나 인 식 전반에 영향을 미치는 것을 보면서 성기능과 무의식은 매우 깊은 상관관계를 가지며 건강하다는 말의 의미를 다시 한번 고민 할 수 있었습니다. 이치에 따라 원래 그래야 하는 기능을 회복하는 것이 앞으로 의사들이 환자의 몸과 마음을 건강하게 도울 수 있는 길이 아닐까 생각합니다.

이 책은 환자가 누구와도 이야기하기 어려운 질환에 대한 안내서 역할을 기대하며 저술하였습니다. 발기부전에 대한 환자의 심리적 문턱이 상당히 높습니다. 남성성에 관련된 질환을 인정하고 싶지 않아 하는 남성 본능이 있기 때문이라고 생각합니다. 이는 어느 나라나 마찬가지였습니다. 그렇기에 혼자 고민하는 분들에게 제 진료 경험이 조금이나마 도움이 되었으면 하는 바람이 이 책에 담겨 있습니다.

학회나 강연으로 해외 여러 나라들을 다니면서 우리 나라가 참 부유하고 잘 사는 나라라는 것을 알게 되었습니다. 우리 나라의 통계를 보면 의식주에 걱정이 없는 사람들이 대부분이지만 행복도는 아직 서구에 미치진 못하고 있다고 나옵니다. 그렇기에 이젠 의사들이 어떻게 하면 환자들이 행복한 삶을 살 것인가에 대해 좀 더 고민해야 하며 그 대표적인 분야가 발기부전이라고 생각합니다.

환자가 자신의 병에 대해서 잘 아는 것이 치료의 시작이며 시작이 반입니다. 이 책이 발기부전 完治를 위한 독자 여러분의 여정에 도움이 되길 항상 기원하겠습니다.

2020년 1월 진료실에서

박성훈 배상